眼病防治科普丛书

总主编　姜彩辉

# 近视防控及常见儿童眼病防治问答

主编　苏　鸣

郑州大学出版社

**图书在版编目(CIP)数据**

近视防控及常见儿童眼病防治问答 / 苏鸣主编. 郑州 : 郑州大学出版社, 2024. 8. -- (眼病防治科普丛书 / 姜彩辉总主编). -- ISBN 978-7-5773-0493-9

Ⅰ. R778.1-44;R779.7-44

中国国家版本馆 CIP 数据核字第 20240C79X3 号

**近视防控及常见儿童眼病防治问答**

JINSHI FANGKONG JI CHANGJIAN ERTONG YANBING FANGZHI WENDA

| | | | |
|---|---|---|---|
| 策划编辑 | 李振川 | 封面设计 | 苏永生 |
| 责任编辑 | 李振川　张馨文 | 版式设计 | 苏永生 |
| 责任校对 | 薛　晗 | 责任监制 | 李瑞卿 |

| | |
|---|---|
| 出版发行 | 郑州大学出版社(http://www.zzup.cn) |
| 地　　址 | 郑州市大学路 40 号(450052) |
| 出 版 人 | 卢纪富 |
| 发行电话 | 0371-66966070 |
| 经　　销 | 全国新华书店 |
| 印　　刷 | 河南文华印务有限公司 |
| 开　　本 | 890 mm×1 240 mm　1 / 32 |
| 印　　张 | 5 |
| 字　　数 | 122 千字 |
| 版　　次 | 2024 年 8 月第 1 版 |
| 印　　次 | 2024 年 8 月第 1 次印刷 |

| | | | |
|---|---|---|---|
| 书　　号 | ISBN 978-7-5773-0493-9 | 定　　价 | 75.00 元 |

# 总主编简介

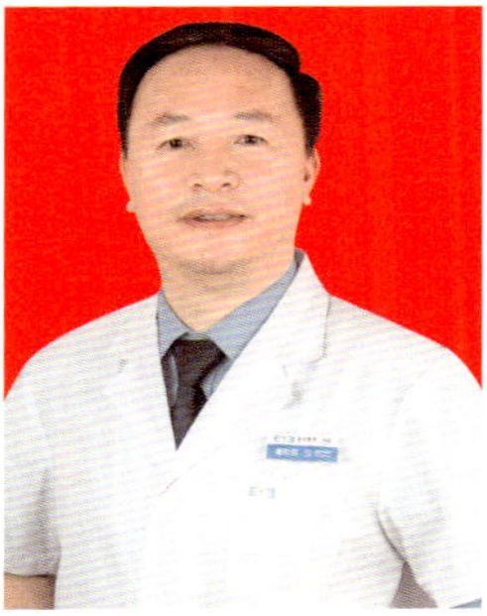

姜彩辉，眼科主任医师，医学博士，哈佛大学医学院博士后，硕士研究生导师。原中国人民解放军空军总医院眼科主任，现任爱尔眼科医院集团河北省区常务副总院长。1991 年毕业于解放军第四军医大学医疗系，2005 年在解放军军医进修学院获得博士学位。2004 年由原卫生部选派赴日本大阪大学医学院访问留学。2005—2008 年赴美国哈佛大学医学院 Schepens 眼科研究所做博士后访问学者，从事视网膜干细胞移植研究、治疗视网膜变性疾病及青光眼视神经保护新疗法研究。

学术任职：现任爱尔眼科医院集团眼底病学组专家委员会委员，中国老年医学会眼科学分会委员，中国非公立医疗机构协会眼科专业委员会第二届委员会委员，国家自然科学基金委员会评审专家，北京市科学技术委员会评审专家，北京市医学会鉴定专家。曾任中国人民解放军眼科专业委员会常委，中国人民解放军眼科专业委员会眼底病学组副组长，北京市医学会眼科专业委员会常委。先后担任 10 余种杂志编委及审稿人。

专业特长：长期从事眼科临床、教学、科研及保健工作，主要擅长视网膜脱离、糖尿病增殖性视网膜病等复杂玻璃体视网膜疾病、复杂眼外伤、白内障、青光眼等眼科疾病的临床诊断及手术治疗。

学术成就：先后承担国家自然科学基金面上项目 1 项，“973”国家重大科学研究项目分课题 1 项。主编专著 1 部，副主编专著 1 部，副主译专著 1 部，参编其他专著 4 部。发表论文 70 余篇。其中一篇获“中国神经再生杂志(英文版)”优秀论文一等奖，一篇获美国视觉及眼科学会颁发的“国际旅行奖学金”。

个人荣誉：先后获得军队科学技术进步奖二等奖 2 项，军队医疗成果二等奖 2 项，军队科学技术进步奖三等奖 2 项。

# 主编简介

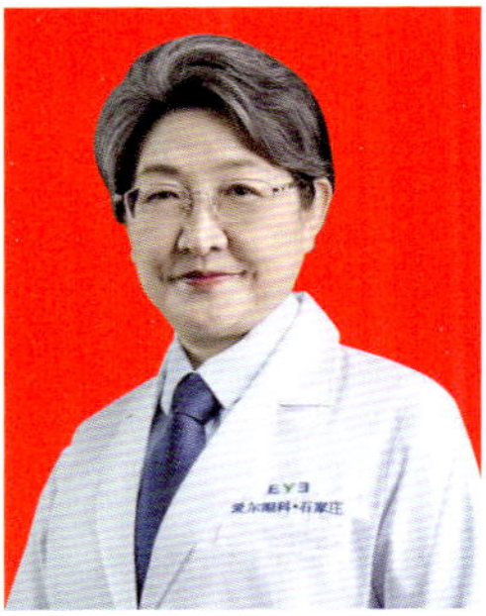

苏鸣，主任医师，二级教授，硕士研究生导师。原河北省儿童医院眼科主任，现任爱尔眼科医院集团河北省区副总院长。1983年毕业于河北医科大学。

学术任职：现任中华医学会眼科学分会斜视与小儿眼科学组委员，中国医师协会眼科分会斜视与小儿眼科学组委员，中国妇幼协会儿童眼保健专业委员会副主任委员，爱尔眼科医院集团斜视与小儿眼科学组副组长，河北省医学会眼科学分会副主任委员、斜视与小儿眼科学组组长，河北省医师协会眼科分会副主任委员，河北省科普教育学会副会长兼秘书长等职。

专业特长：从事儿童眼科临床、教学、科研及保健工作。主要擅长儿童、青少年屈光不正，各类型斜视、弱视，以及各种小儿眼病的临床诊断和手术治疗；儿童视功能及眼病筛查、早产儿视网膜病变筛查以及儿童眼保健及眼病防治培训等。

学术成就：主持完成省市科技项目3项，发表论文30余篇，获省科技厅科学技术进步奖三等奖2项、卫生厅科技成果奖多项。

个人荣誉：河北省有突出贡献中青年科学专家，获中华眼科学会奖。

# 编者名单


主　编　苏　鸣

副主编　孙艳华　张　亚

编　委　苏　鸣　孙艳华　张　亚　靳敏肖

武雪亚　李　伟　刘艳丽　高丽芳

- 目前被公认为能控制青少年近视增长有效的方法之一
- 高透氧材料，纯物理治疗，不损伤角膜
- 相对框架镜，更能有效遏制近视度数发展
- 夜间睡眠时佩戴，早上摘下镜片后，大多可恢复清晰视力，无须佩戴眼镜

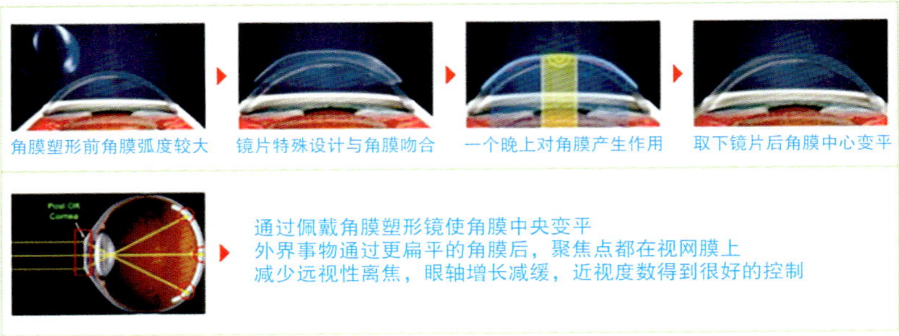


彩图 1–1　角膜塑形镜控制原理

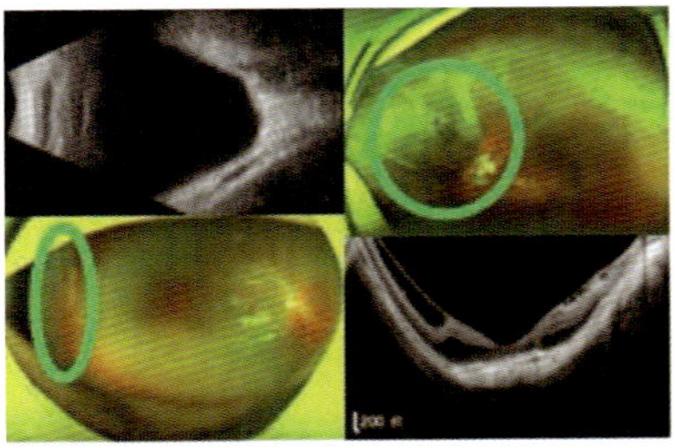

彩图 1–2　高度近视并发症

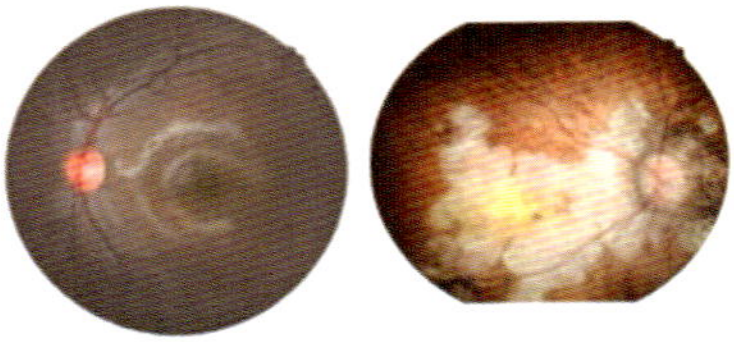

正常眼底图　　高度近视眼底图

彩图 1–3　高度近视眼底改变

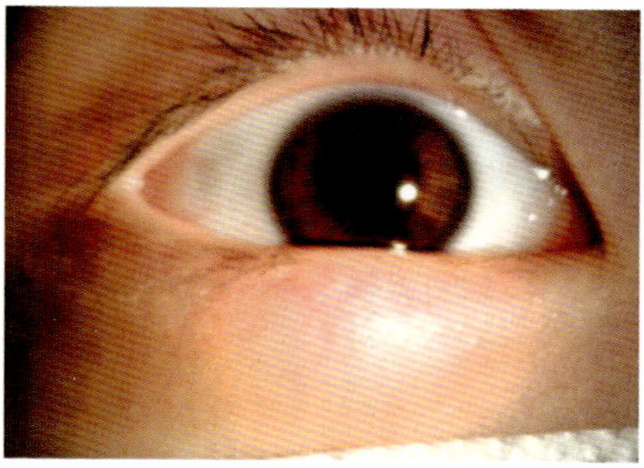

彩图 2-1　睑腺炎皮肤面

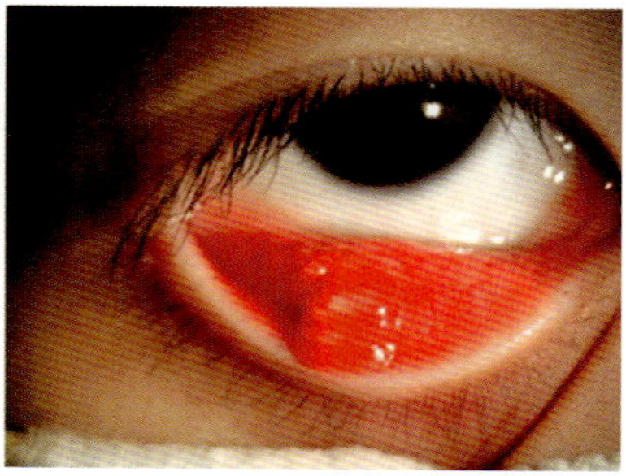

彩图 2-2　睑腺炎结膜面

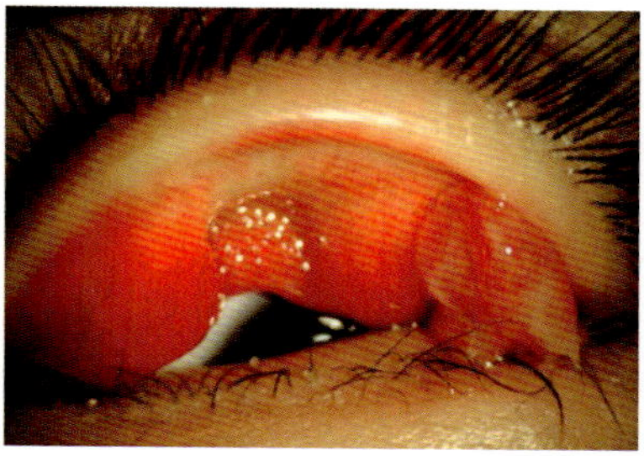

彩图 2-3　睑腺炎

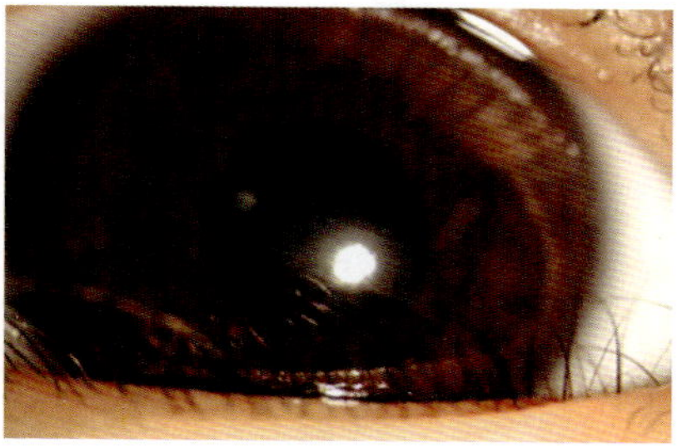

彩图 2-4　下睑倒睫

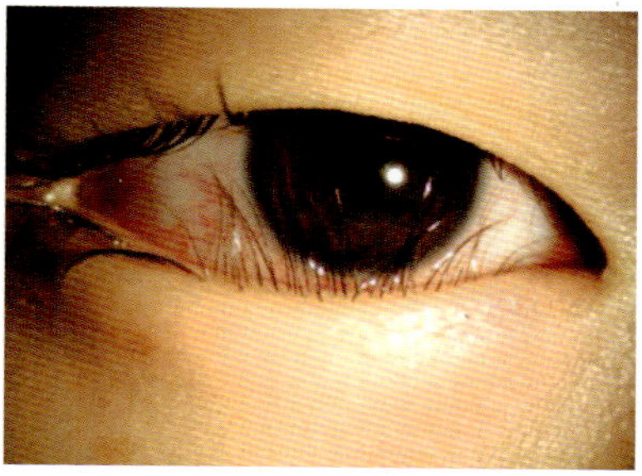

彩图 2-5　下睑倒睫裂隙灯检查

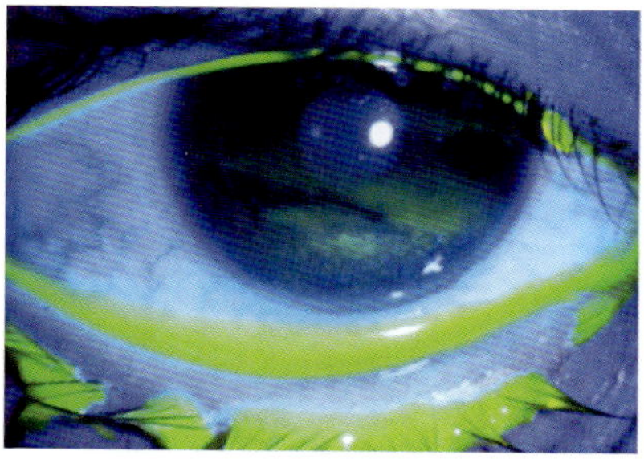

彩图 2-6　倒睫荧光素钠染色

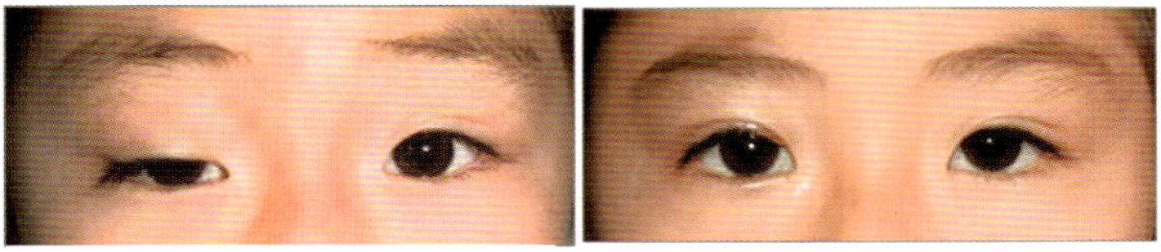

术前　　　　　　　　　　术后

彩图 2-7　上睑下垂

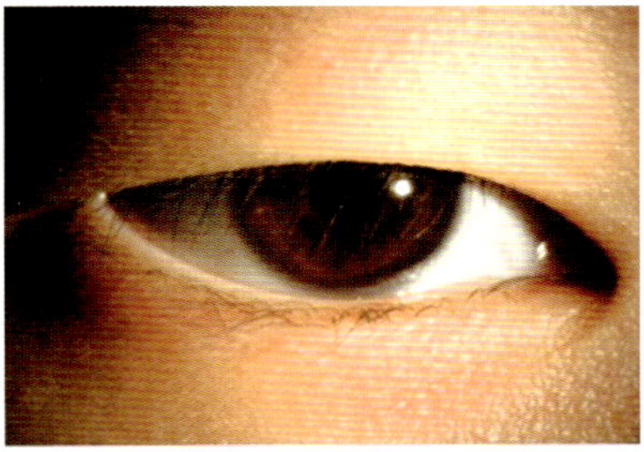

彩图 2-8　轻度上睑下垂

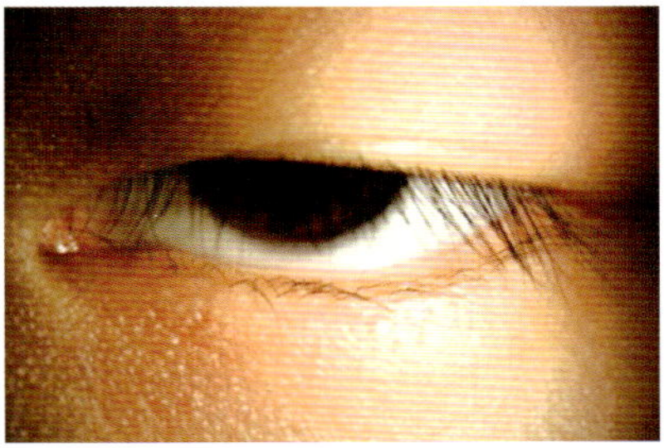

彩图 2-9　重度上睑下垂

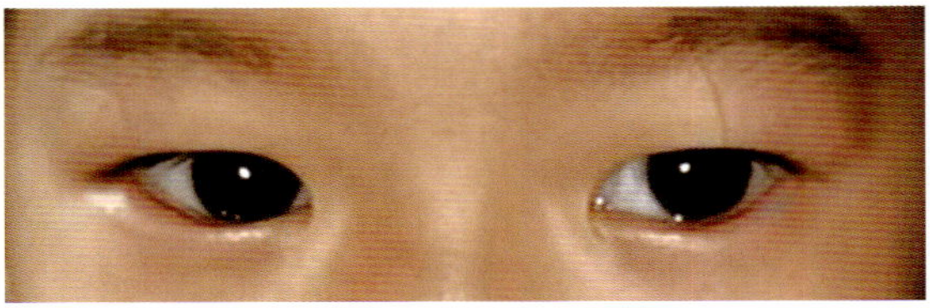

彩图 2-10　内眦赘皮

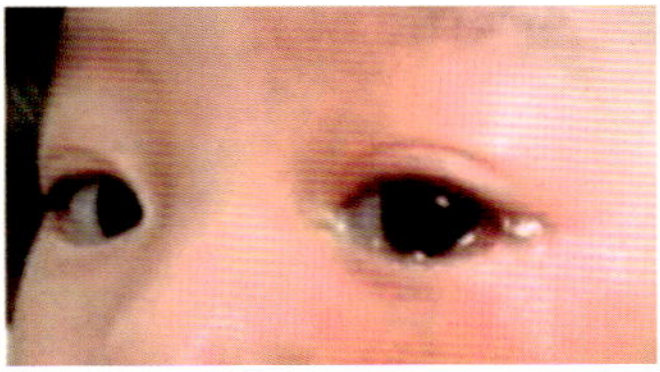

彩图 2-11　儿童泪道阻塞

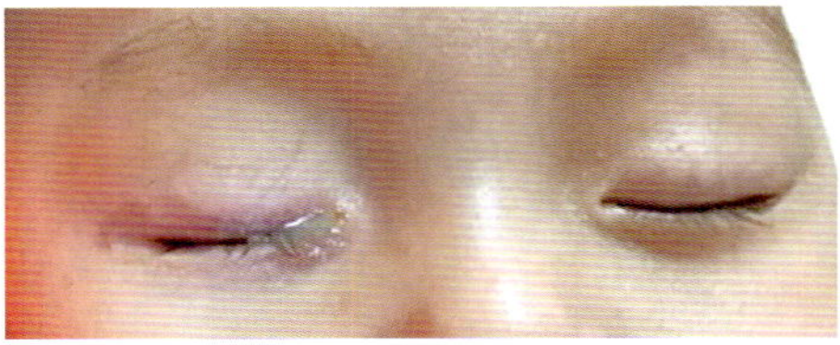

彩图 2-12　新生儿泪囊炎

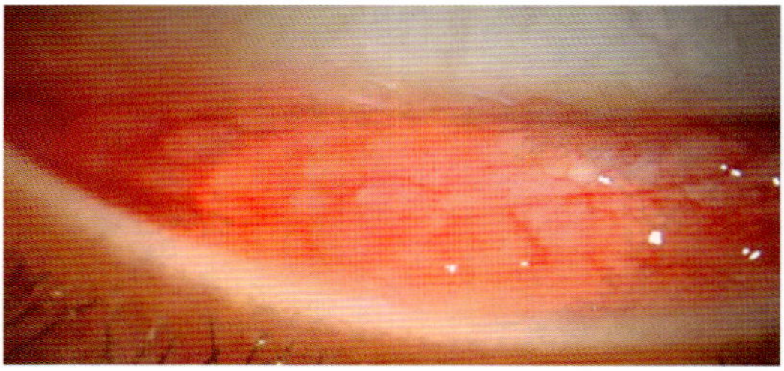

彩图 2-13　过敏性结膜炎

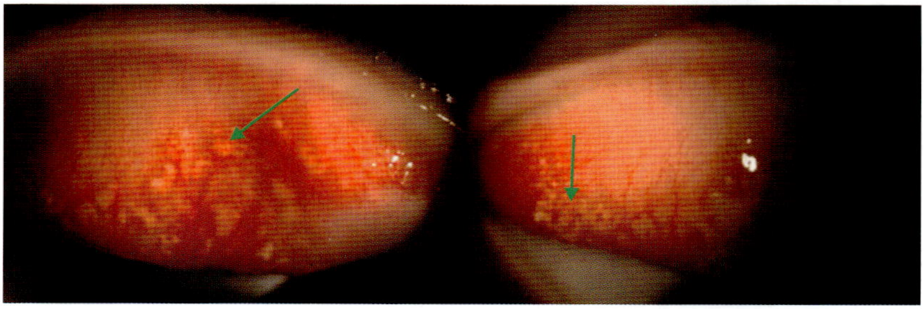

彩图 2-14　睑结膜面结石(箭头所指)

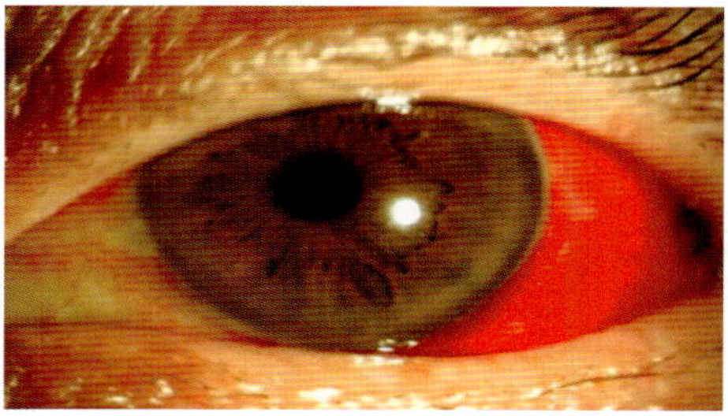

彩图 2-15　结膜下出血

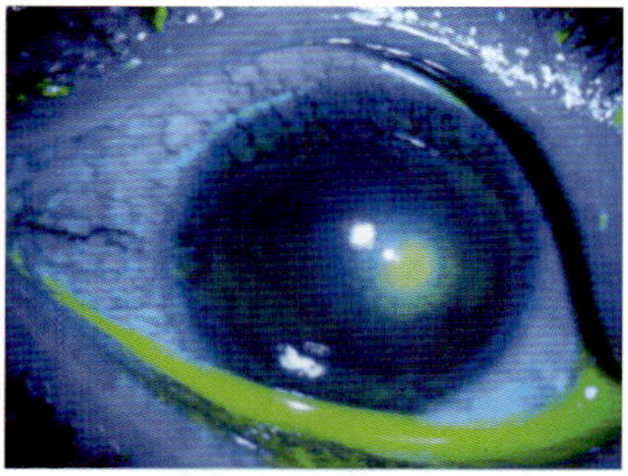

彩图 2-16　角膜炎荧光素钠染色

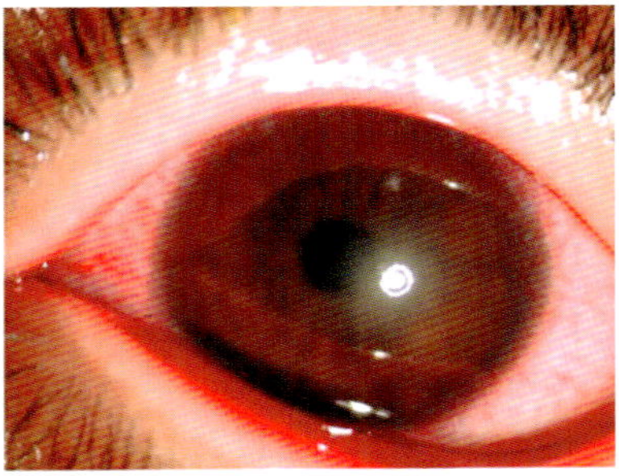

彩图 2-17　角膜炎裂隙灯检查

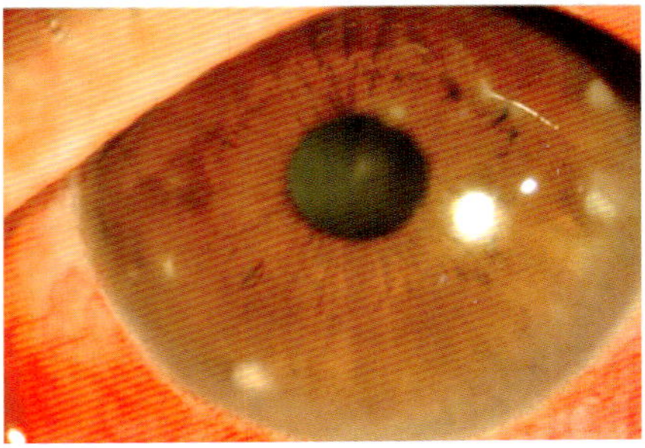

彩图 2-18　棘阿米巴角膜炎

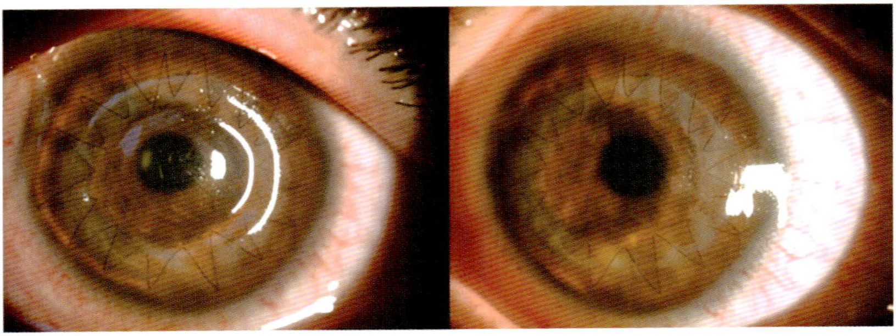

彩图 2-19　角膜移植术后

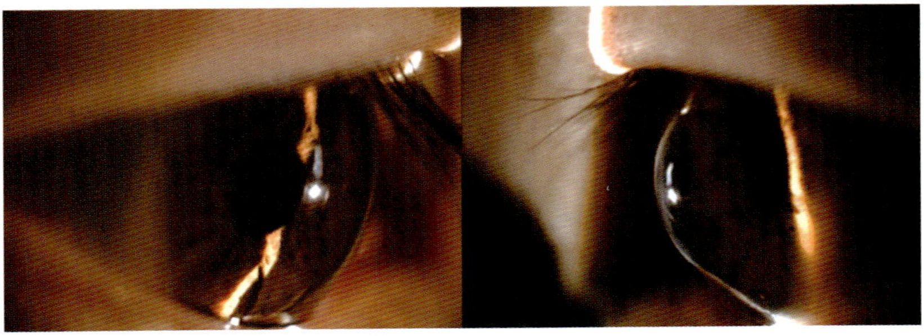

彩图 2-20　圆锥角膜裂隙灯检查

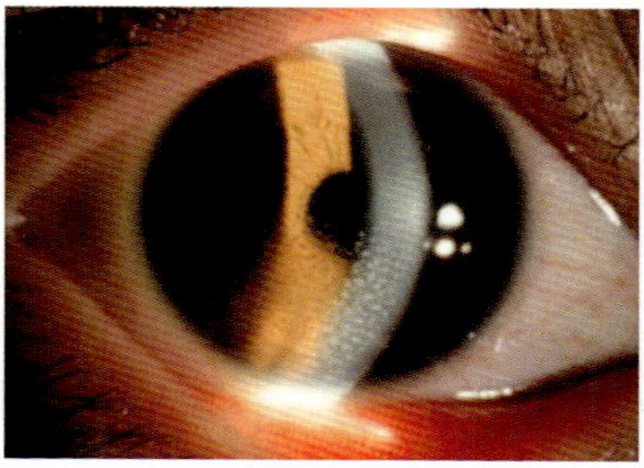

彩图 2-21　葡萄膜炎

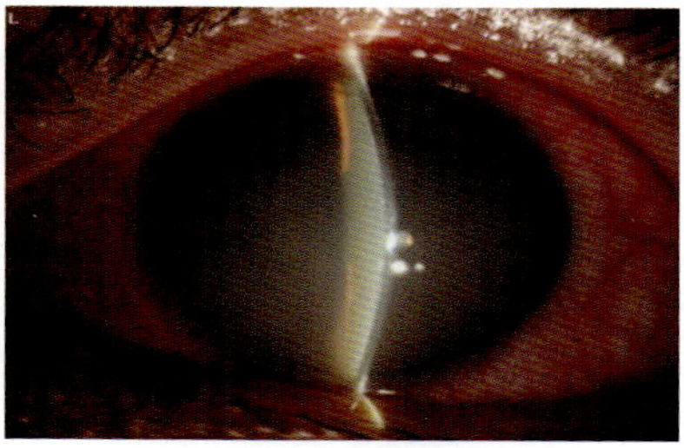

彩图 2-22　葡萄膜炎表现

彩图 2-23　婴幼儿型青光眼

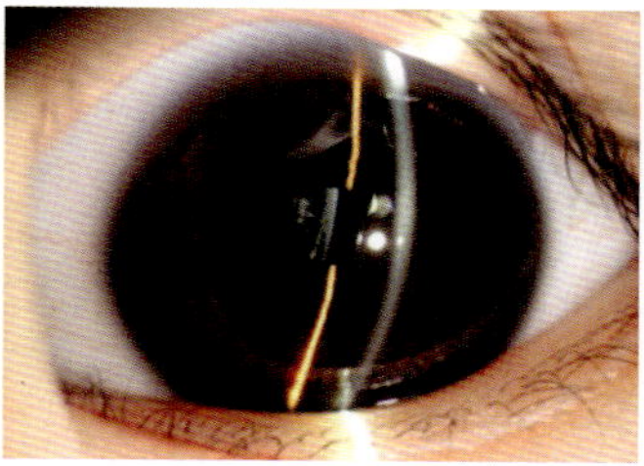

彩图 2-24　白内障

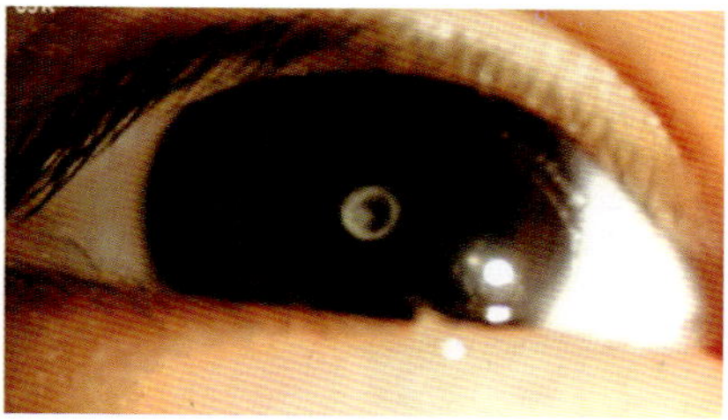

彩图 2-25　先天性白内障

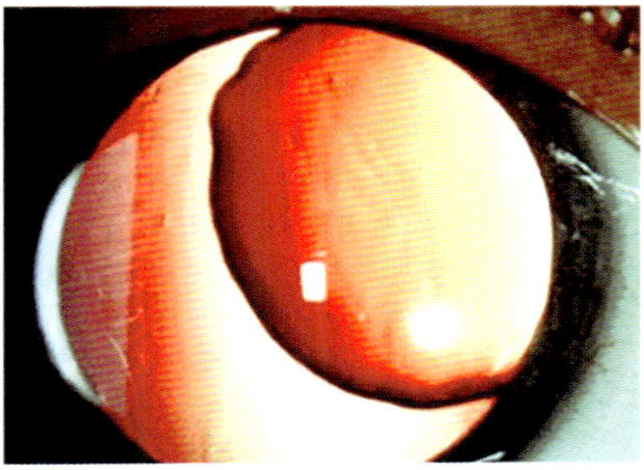

彩图 2-26　晶状体半脱位

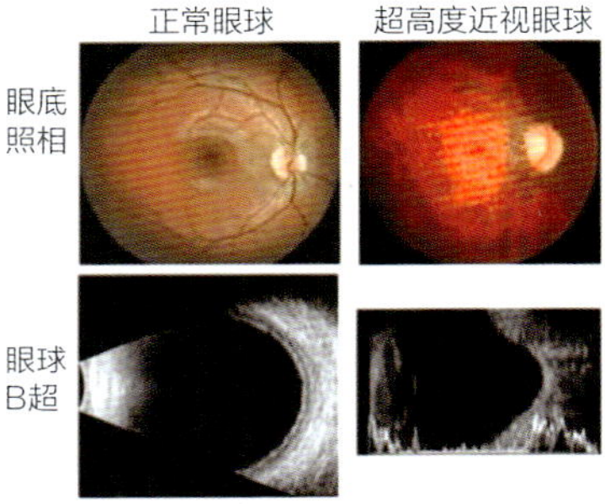


彩图 2-27　正常眼球和超高度近视眼球

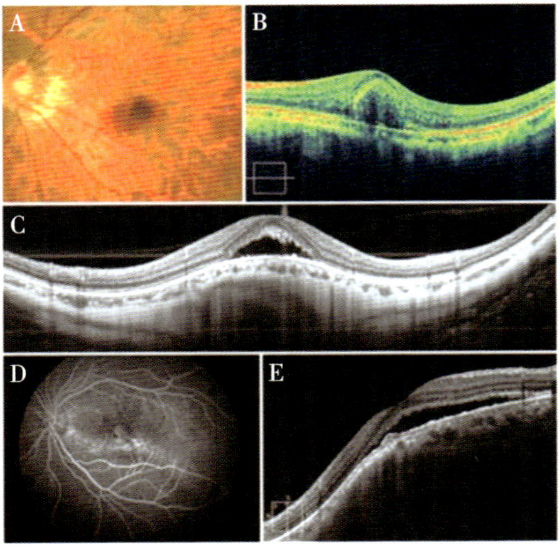


A、B. 漆样裂纹所致出血；C. 圆顶样黄斑伴浆液性视网膜脱离；D、E. 葡萄肿所致黄斑积液。

彩图 2-28　近视性脉络膜新生血管

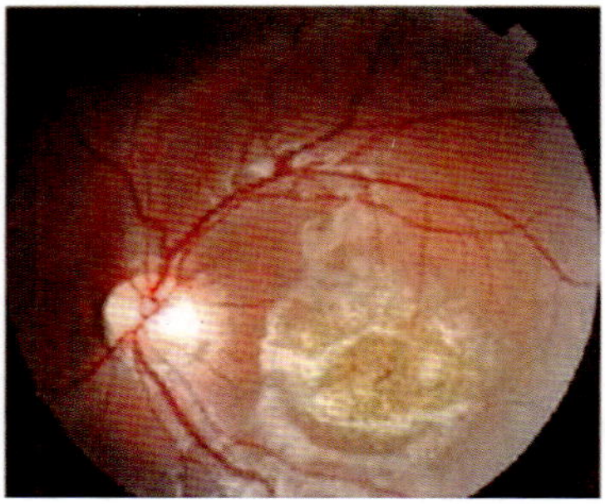

彩图 2-29　Stargardt 病进行期

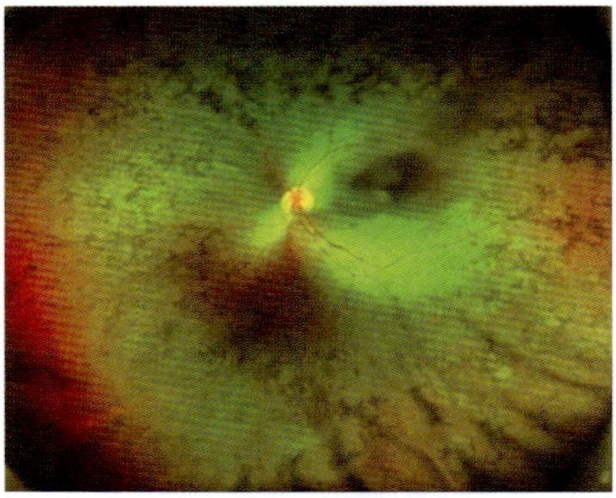

彩图 2-30　视网膜色素变性眼底

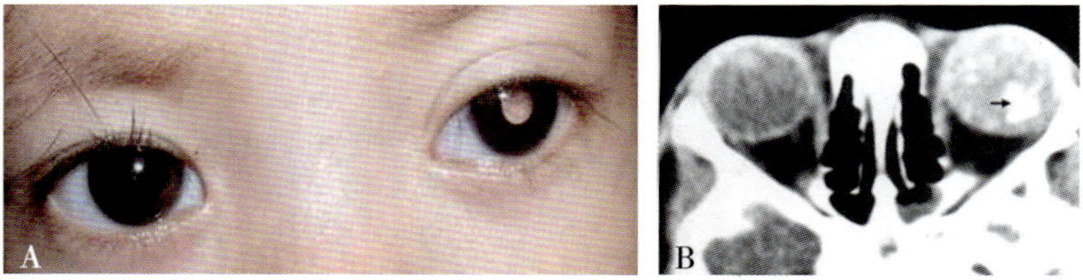

A. 左眼视网膜母细胞瘤白瞳症；B. 视网膜母细胞瘤影像学检查。

彩图 2-31　左眼视网膜母细胞瘤

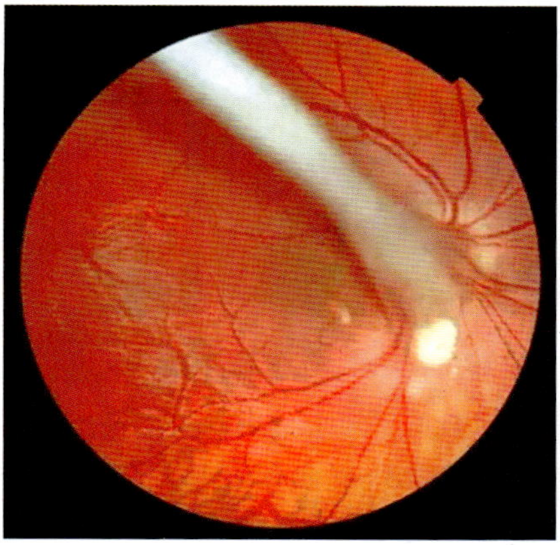

彩图 2-32　永存原始玻璃体增生症眼底表现

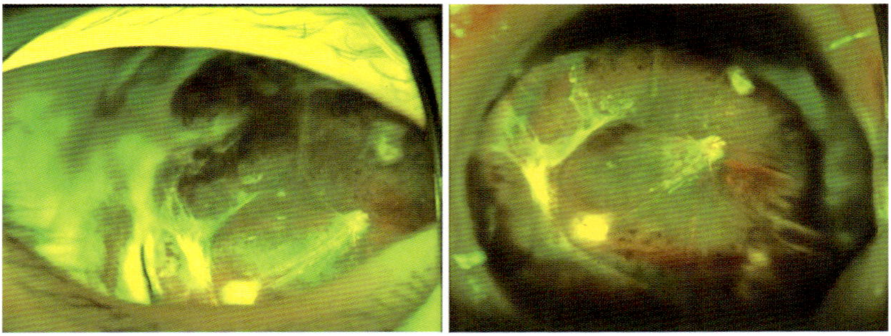

彩图 2-33　家族性渗出性视网膜病变眼底改变

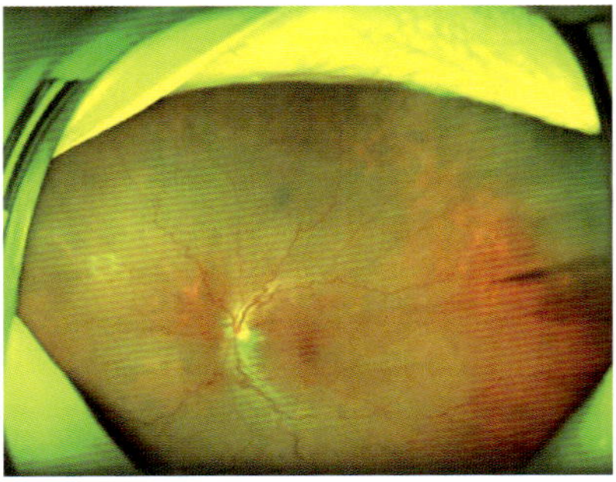

彩图 2-34　Coats 病眼底改变

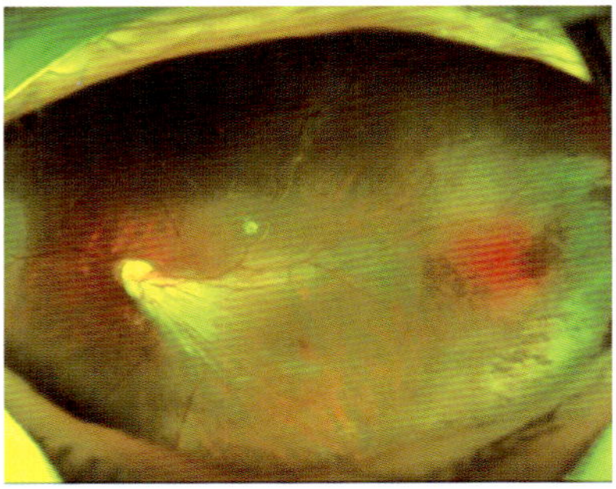

彩图 2-35　早产儿视网膜病变

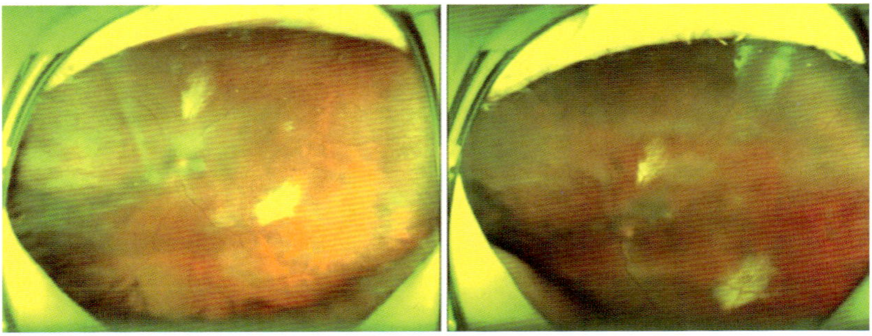

彩图 2-36　视乳头周围有髓神经纤维

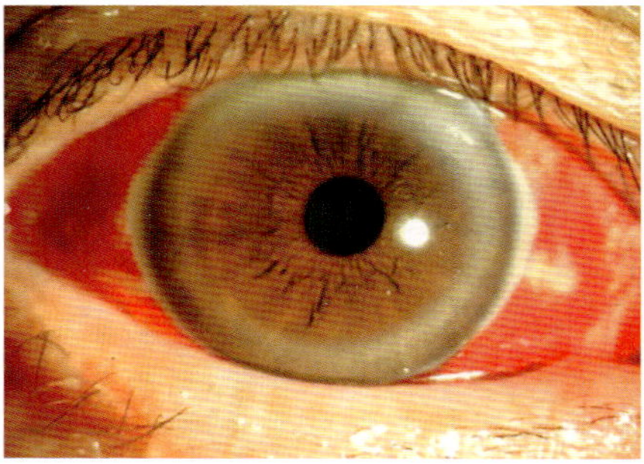

彩图 2-37　结膜下出血

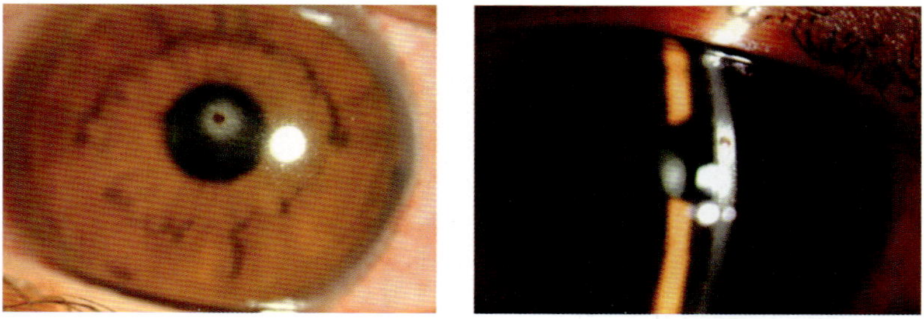

彩图 2-38　角膜铁屑样异物

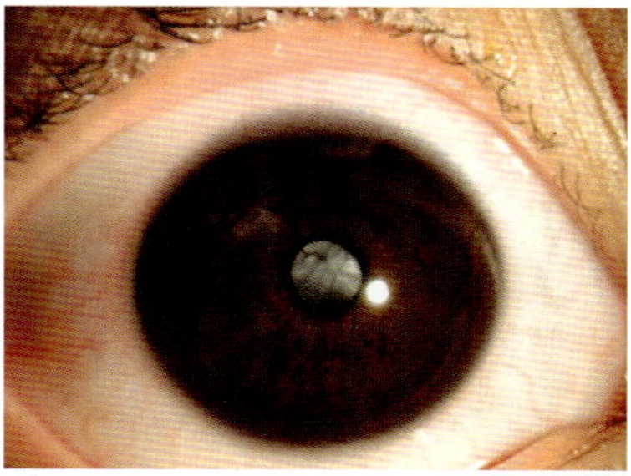

彩图 2-39　外伤性白内障

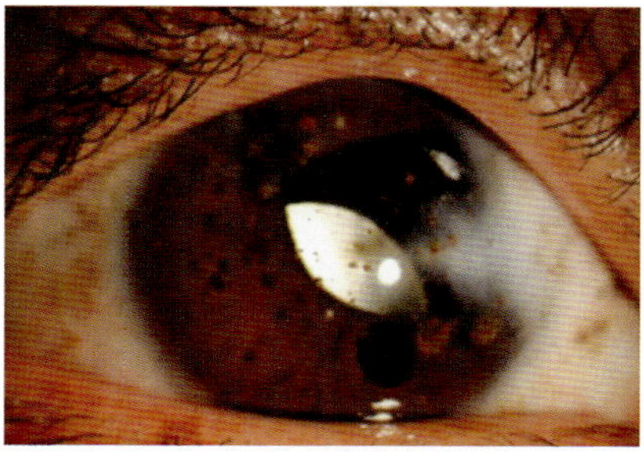

彩图 2-40　晶状体脱位

# 前言

《近视防控及常见儿童眼病防治问答》是“眼病防治科普丛书”之一,是由石家庄爱尔眼科医院视光及小儿眼病专科的一线医护专家撰写的科普读物。鉴于儿童眼部结构仍处于发育过程中,儿童常见的眼部问题主要集中在视觉发育及其相关眼病方面。尤其现阶段,儿童青少年近视率高达 52.7% ,且出现近视低龄化趋势,高度近视比例也居高不下,因此,近视成为困扰儿童的第一大眼病,对近视的管理刻不容缓;另外,儿童发育期遇到的第二大眼病即为斜弱视,严重影响儿童视功能发育;除此以外还有一些先天性疾病及一些常见的眼表疾病,也是儿童眼部常遇到的问题。为了使家长更多地了解儿童眼部发育特点及发育期常遇见的一些眼部疾病特点,做到早预防、早发现、早治疗,避免影响儿童眼睛的正常发育,我们将家长常遇到的问题进行收集并编纂成册,方便家长查阅。本册分近视防控及斜弱视和其他常见儿童眼病两大篇章,271 个问答,内容翔实,专业而具趣味性,向大众科普了常见的儿童眼病防治相关知识。其中近视防控及斜弱视篇章的内容为家长们最为关心的话题,包含了近视前期家长该如何管理好孩子的眼健康、如何避免发展成近视、近视的成因及影响因素、近视后该如何对度数进行有效控制、如何给孩子选择合适的眼镜、如何佩戴眼镜等;斜弱视部分涉及斜弱视的发病机制及干预治疗。其他常见儿童眼病篇章包括了儿童常见的眼睑、泪器、结膜、角膜疾病的临床特征及治疗，还包括了先天性青光眼、白内障以及眼底疾病、眼外伤的临床特征及治疗。书中还配有二维码形式的科普音像视频供读者扫码观看。本书的内容简单明了，科学实用，是广大育儿家长的必备科普读物。

本书出版获得了石家庄市科学技术局“科学技术普及和技术创新专项基金”资助，项目编号为：211200115A，在此表示由衷的感谢。

“关注普遍的眼健康”，每个人都是自己健康的第一责任人。

在本书中，我们将长期的临床经验总结为浅显易懂的语言，向大众普及眼保健知识，以期与近视患者“共同参与近视管理”，同时，指导大众合理用眼、健康用眼，预防和减少因眼疾病导致的视功能损害。

医学总是在不断努力的探索和追求进步的路上前进，医学理论也随着研究的深入而不断更新，由于作者水平有限，书中难免有挂一漏万之处。恳请广大读者不吝赐教，给予补充和订正，以更好地科普眼科保健，助力“人人享有眼健康”的健康中国战略！

苏　鸣

2024 年 2 月 10 日

“眼病防治科普

丛书”视频授权书

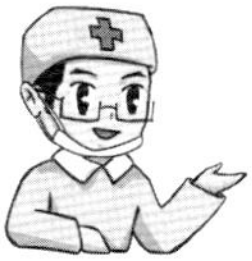

# 目 录


一、近视防控及斜弱视 …………………………………… 001

（一）基础篇（认识眼睛） ………………………………… 001

1　眼球的构造是什么样子的？ ……………………… 001

2　眼睛是怎么看到东西的？ ………………………… 002

3　什么是近视、远视、散光？ ………………………… 003

4　近视、远视、散光戴的眼镜有什么不同？ ………… 003

5　近视是怎么分类的？ ……………………………… 004

（二）近视前预防篇 ………………………………………… 005

1　什么是眼轴？ ……………………………………… 005

2　为什么要关注孩子的眼轴？ ……………………… 005

3　什么是远视储备？ ………………………………… 006

4　宝宝多大可以检查远视储备？ …………………… 006

5　眼轴测量对眼睛有伤害吗？ ……………………… 007

6　眼球生物测量仪还能测出哪些数据？ …………… 007

7　眼轴和角膜曲率对近视的“贡献”有哪些？ ……… 007

8　定期给孩子查视力就能预防近视吗？ …………… 008

9　怎样提前预知孩子会不会近视？预防近视应从何入手？ ……………………………………… 009

10 不花钱的近视防控措施有哪些？ …………… 009
11 户外活动预防近视有何要求？ ……………… 011
12 如何控制孩子近距离用眼时间？ …………… 011
13 刚出生的小宝宝视力是多少？ ……………… 012
14 孩子视力0.8,是近视了吗？ ……………… 012
15 孩子眼睛不近视就没有“度数”吗？ ………… 012
16 近视以后还会出现老花眼吗？ ……………… 013
17 预防近视,为什么要少吃甜食？ …………… 013
18 家长应该如何选择护眼台灯？ ……………… 013
19 眼保健操能预防近视吗？ ………………… 015
20 手机、平板、电视,哪个对眼睛的影响更大？ ……………………………… 015
21 孩子初发近视会有哪些表现？ ……………… 016
22 孩子能看到1.0,是不是眼睛就没问题？ …… 016
23 眼健康档案应当从什么时候开始建立？ …… 016
24 0~6岁及以上学龄期儿童青少年近视阶段怎么划分？ ……………………………… 017
(三)近视控制篇 ………………………………… 018
1 什么是近视？ ……………………………… 018
2 我国近视现状如何？ ……………………… 019
3 儿童青少年为什么要控制近视？ …………… 019
4 为什么儿童近视后近视度会越来越高？ ……… 020
5 视力低下一定是近视吗？ ………………… 021
6 孩子近视了,有什么方法治好吗？ ………… 021
7 “孩子近视了不可怕,长大做近视手术就治好了”,对吗？ …………………………………… 022

8　孩子近视了,我不想让孩子戴眼镜,做按摩有效吗? ………………………………… 022
9　眼部热敷或戴发热眼罩可以治疗近视吗? …… 022
10　近视遗传吗? ………………………………… 022
11　父母都不近视,孩子就不会近视吗? ………… 023
12　“矫正近视”的训练或产品,只要能使裸眼视力提高,就起到治疗近视的作用了吗? ………… 023
13　近视了,裸眼视力和矫正视力,哪个更重要? ………………………………… 023
14　目前主要控制近视的方法有哪些? ………… 024
15　戴眼镜会导致眼睛变形吗? ………………… 024
16　近视和弱视有什么区别? …………………… 024
17　什么是假性近视? …………………………… 024
(四)散瞳和医学验光篇 ………………………………… 025
1　什么是散瞳验光? …………………………… 025
2　儿童为什么要做散瞳验光? ………………… 026
3　多大年龄的儿童验光时必须散瞳? ………… 026
4　散瞳对眼睛有伤害吗? ……………………… 026
5　散瞳验光前、后有哪些注意事项? ………… 026
6　什么是医学验光? …………………………… 027
7　为什么要进行医学验光? …………………… 027
(五)近视配镜篇 ………………………………… 028
1　低度近视要不要配镜? ……………………… 028
2　近视眼镜可以不常戴吗? …………………… 028
3　单眼近视可以不戴眼镜吗? ………………… 029
4　近视眼镜应该配低度数吗? ………………… 030

5　戴近视眼镜度数会越戴越深吗？ …………………… 030
6　戴眼镜后会造成眼睛突出变形吗？ ……………… 030
7　假性近视需要戴眼镜吗？ ………………………… 030
8　近视眼镜可以一直戴下去，不用更换吗？ …… 031
9　为什么近视的孩子每次配镜都要测眼轴？ …… 031
10　儿童有必要配“好的”镜架和镜片吗？ ……… 031
11　怎样为孩子选择合适的眼镜框？现在流行
大框的眼镜架，适合孩子戴吗？ …………… 032
12　眼镜片的价格与哪些参数有关？ …………… 032
13　儿童的眼镜需要多久换一次？ ……………… 033
14　成人的眼镜需要多久换一次？ ……………… 033
15　医院配镜与眼镜店配镜有何不同？ ………… 033
（六）离焦镜近视防控篇………………………………… 036
1　近视防控眼镜有哪些？ ………………………… 036
2　什么是离焦？ …………………………………… 037
3　周边远视离焦和周边近视离焦对近视进展
有什么影响？ …………………………………… 037
4　周边离焦状态能检测到吗？ …………………… 037
5　多点离焦框架眼镜和普通近视眼镜
有什么差别？ …………………………………… 038
6　近视的小朋友都可以戴离焦框架眼镜（俗称近视
防控框架眼镜）吗？ …………………………… 039
7　近视防控框架眼镜可以摘摘戴戴吗？ ………… 039
8　戴周边离焦框架眼镜需要多长时间复查？ …… 039
9　戴上专业的近视防控眼镜，就可以保证近视度
不增长吗？ ……………………………………… 039

10 戴近视防控框架眼镜,每年近视度增长多少就达到控制目标了? …… 040
11 戴近视防控框架眼镜,向边上看东西模糊是怎么回事? …… 040
12 还没有近视的孩子,可以戴周边离焦框架眼镜预防近视吗? …… 040
(七)角膜塑形镜近视防控篇 …… 041
1 孩子近视了,有不戴眼镜的方法吗? …… 041
2 什么是角膜塑形镜? …… 041
3 角膜塑形镜控制近视发展的原理是什么? …… 042
4 角膜塑形镜是如何形成周边近视离焦的? …… 042
5 哪些人群适合配戴角膜塑形镜? …… 043
6 戴角膜塑形镜安全吗? …… 044
7 角膜塑形镜能治好近视吗? …… 044
8 哪种品牌的角膜塑形镜好呢? …… 044
9 戴角膜塑形镜有什么不良反应? …… 045
10 配戴角膜塑形镜需要注意什么? …… 045
11 哪些人不适合戴角膜塑形镜? …… 046
12 为什么要定期更换镜片? …… 046
(八)低浓度阿托品近视防控篇 …… 047
1 阿托品滴眼液有什么作用? …… 047
2 为什么低浓度阿托品有控制近视发展的作用? …… 047
3 使用低浓度阿托品滴眼液安全吗? …… 047
4 使用低浓度阿托品滴眼液前需要做哪些检查? …… 048

5 哪些孩子适合使用低浓度阿托品滴眼液？ …… 048
6 哪些孩子不能使用低浓度阿托品滴眼液？ …… 048
7 低浓度阿托品滴眼液应如何使用？ …………… 049
8 使用低浓度阿托品滴眼液有哪些不良反应？ …………………………… 049
（九）视功能训练篇 …………………………… 050
1 什么是调节功能？ …………………………… 050
2 什么是双眼视觉？ …………………………… 050
3 为什么要做双眼视功能检查？ ……………… 050
4 视功能的检查方法有哪些？ ………………… 051
5 孩子近视与双眼视功能异常有关系吗？ ……… 051
6 什么是双眼视觉训练？ ……………………… 051
7 视觉训练可以改善哪些症状？ ……………… 052
8 成人做训练有用吗？ ………………………… 052
（十）低强度红光近视防控篇 ………………… 053
1 低强度红光照射治疗的原理是什么？ ……… 053
2 近视儿童都可以使用低强度红光照射吗？ …… 053
3 低强度红光照射的禁忌证有哪些？ ………… 053
4 低强度红光照射能自行应用吗？ …………… 054
5 使用低强度红光前应该做哪些检查？ ……… 054
6 使用低强度红光后什么时间复查？ ………… 055
7 低强度红光治疗仪器品牌众多，应该如何选择？ ………………………… 055
8 低强度红光治疗可持续使用多长时间？ ……… 055
（十一）高度近视篇 ………………………… 056
1 高度近视是近视多少度？ …………………… 056

2　高度近视有什么危害？ …………………………… 056
3　高度近视会不会遗传？ …………………………… 056
4　为什么高度近视不能做剧烈运动？ ……………… 057
5　高度近视对未来职业有没有影响？ ……………… 057
6　高度近视了怎么办？ ……………………………… 057
7　高度近视都有哪些临床表现？ …………………… 058
8　高度近视就是病理性近视吗？ …………………… 058
9　高度近视能做近视手术吗？ ……………………… 059
10　什么是后巩膜加固术？ ………………………… 059
（十二）斜视篇 …………………………………………… 060
1　什么是斜视？ ……………………………………… 060
2　斜视有什么表现？ ………………………………… 060
3　斜视的危害有哪些？ ……………………………… 061
4　斜视有哪些治疗方法？ …………………………… 061
5　斜视手术什么时候做合适？ ……………………… 062
6　斜视手术以后会复发吗？ ………………………… 062
7　斜视手术以后为什么需要做双眼视功能训练？ ……………………………………… 062
8　有的孩子眼睛一会儿斜，一会儿不斜是怎么回事？ ……………………………………… 063
9　斜视是怎么形成的？是遗传的吗？ ……………… 063
10　间歇性外斜视的发病机制有哪些？ …………… 063
11　出现间歇性外斜视家长应当怎样做？ ………… 064
12　间歇性外斜视应当怎样治疗？ ………………… 064
13　一岁以内的孩子出现斜视需要治疗吗？ ……… 064
14　孩子歪头是斜视吗？ …………………………… 065

（十三）弱视篇 …… 065
1　弱视是什么？…… 065
2　孩子为什么会出现弱视？…… 066
3　引起弱视的原因有哪些？…… 066
4　如何自查孩子是否有弱视？…… 068
5　弱视有什么危害？…… 068
6　弱视能治好吗？…… 069
7　弱视如何治疗？…… 069
8　弱视治疗需要多久？…… 071
9　弱视的治愈标准是什么？…… 072
10　治疗孩子弱视，家长能做什么？…… 072
**二、其他常见儿童眼病** …… 074
（一）眼睑疾病 …… 074
1　宝宝眼皮上总长“针眼”是什么原因？…… 074
2　怎么辨认宝宝是不是长“针眼”了？…… 074
3　宝宝患“针眼”不给予治疗能自行好转吗？手指“绑红绳”有用吗？…… 075
4　长“针眼”能冰敷吗？…… 075
5　长“针眼”需要口服抗生素吗？…… 076
6　宝宝总喜欢长“针眼”怎么办？…… 076
7　什么是“霰粒肿”？怎样和“麦粒肿”区分？…… 076
8　什么原因导致“霰粒肿”？…… 077
9　“霰粒肿”怎么治疗？…… 077
10　孩子倒睫是什么原因引起的？…… 077
11　怎么知道孩子有没有倒睫？…… 077
12　倒睫怎样治疗？不治疗会怎样？…… 078

13　孩子的眼睛总感觉睁不开是什么原因？ …… 078
14　怎样辨别孩子是眼睛小还是上睑下垂？ …… 078
15　上睑下垂怎样治疗？一般什么时间选择手术比较好？ …… 079
16　上睑下垂怎样手术？是不是和做双眼皮一样？ …… 079
17　孩子的内眼角处没有白眼球,是斜视吗？ …… 079
18　内眦赘皮怎样治疗？ …… 080
（二）泪道疾病 …… 080
1　孩子总流泪怎么回事？ …… 080
2　儿童先天性泪道阻塞怎样治疗？ …… 080
3　如何进行泪囊区的按摩？ …… 080
4　泪道冲洗怎么做？多大可以做？ …… 081
5　孩子生下来没几天总是有脓性分泌物怎么回事？ …… 081
（三）结膜病 …… 082
1　什么是沙眼？ …… 082
2　为什么孩子到春天眼睛红痒？ …… 082
3　什么是结膜？ …… 083
4　结膜炎是什么原因引起的？ …… 083
5　怎样避免结膜炎？ …… 084
6　结膜炎有什么症状？ …… 084
7　得了结膜炎怎么办？ …… 084
8　眼睛会长结石吗？ …… 085
9　白眼球出血是怎么回事？ …… 085
10　结膜炎能治好吗？ …… 085

（四）角膜病 …… 086
1 什么是眼角膜？ …… 086
2 角膜病有哪些？ …… 086
3 常见的角膜炎有哪些？ …… 087
4 什么是棘阿米巴角膜炎？ …… 087
5 什么是角膜移植？ …… 088
6 为什么眼角膜可以捐献？ …… 088
7 什么是圆锥角膜？ …… 088
8 儿童也会得干眼症吗？ …… 089
9 儿童为什么频繁眨眼？ …… 089
（五）儿童葡萄膜炎 …… 090
1 孩子最近一只眼出现眼红、眼痛，是怎么回事？ …… 090
2 对于葡萄膜炎的诊断是如何进行确诊的？ …… 091
3 孩子得了葡萄膜炎，这种疾病严重吗？ …… 091
4 对于葡萄膜炎要怎么进行治疗？ …… 092
5 孩子一只眼受伤后为什么另外一只眼出现疼痛？ …… 092
6 对于交感性眼炎怎么进行治疗？ …… 093
7 患儿出现眼红、眼痛，同时经常出现口腔溃疡，这种情况下考虑什么眼病？ …… 093
8 患儿眼部外伤后出现眼部剧痛、眼球突出，这种情况考虑什么眼病？ …… 093
9 患儿目前已经诊断为眼内炎，后续的治疗应如何进行？ …… 094

（六）青光眼 …………………………………… 094
1　我家宝宝眼睛大大的很漂亮，但是怕光还流泪，这个正常吗？是有什么眼病吗？ ……………… 094
2　怀疑宝宝是先天性青光眼，这种眼病的病因是什么？ ……………………………………… 095
3　婴幼儿型青光眼的治疗将怎么进行？ ……… 095
4　先天性青光眼应如何预防？ ……………… 096
5　先天性青光眼要如何确诊？ ……………… 096
6　宝宝诊断为先天性青光眼，生活中要注意什么？ ………………………………… 097
7　宝宝诊断为青光眼，最后的结局一定会视力不好甚至失明吗？ ………………………………… 097
8　什么是青少年型青光眼？ ………………… 097
9　青少年型青光眼怎么预防？ ……………… 098
（七）儿童晶状体疾病 …………………………… 099
1　什么是白内障？小孩子也会得白内障吗？ …… 099
2　白内障有什么表现？ ……………………… 100
3　导致孩子得先天性白内障的原因是什么？ …… 100
4　为什么孩子眼睛被碰了就得了白内障？ ……… 101
5　孩子因眼红经常点妥布霉素地塞米松滴眼液，怎么就得白内障了？ ……………………… 102
6　通过哪些表现可以早点发现孩子有白内障？ … 102
7　小孩子得了白内障以后必须手术吗？ ……… 103
8　先天性白内障做了手术就好了吗？ ………… 103
9　为什么做了白内障手术还会再有“白内障”？ … 104
10　晶状体脱位以后有什么表现？ …………… 104

11 孩子眼睛也没受过伤怎么就晶状体脱位了？ …………………………… 105
12 晶状体脱位怎么治疗？ ………………………… 106
13 先天性晶状体异常有哪些？ …………………… 106
14 “高度近视”的儿童与“球形晶状体”有什么关系？ …………………………… 106
（八）眼底病 ……………………………………… 107
1 什么是病理性近视？ ………………………… 107
2 什么是 Best 病？ ……………………………… 108
3 Best 病有哪些症状？ ………………………… 108
4 什么是 Stargardt 病？ ………………………… 109
5 Stargardt 病眼底有哪些表现？ ……………… 109
6 什么是原发性视网膜色素变性？ …………… 109
7 原发性视网膜色素变性的临床表现有哪些？ …………………………………… 109
8 原发性视网膜色素变性可以避免吗？ ……… 110
9 原发性视网膜色素变性如何治疗？ ………… 110
10 什么是视网膜母细胞瘤？ ………………… 110
11 视网膜母细胞瘤如何治疗？ ……………… 111
12 什么是永存原始玻璃体增生症？ ………… 111
13 永存原始玻璃体增生症如何治疗？ ……… 111
14 什么是家族性渗出性视网膜病变？ ……… 112
15 家族性渗出性视网膜病变如何治疗？ …… 112
16 什么是 Coats 病？ ………………………… 113
17 Coats 病怎么治疗？ ……………………… 113
18 什么是 Leber 先天性黑矇？ ……………… 113

19　Leber 先天性黑朦如何治疗？ …………………… 114
20　什么是早产儿视网膜病变？ …………………… 114
21　什么情况下要做早产儿视网膜病变筛查？ … 114
22　孩子多大时可以做早产儿视网膜病变的
筛查？ ………………………………………… 115
23　早产儿视网膜病变应该从什么时间开始
干预治疗？ …………………………………… 115
24　早产儿视网膜病变如何筛查？孩子会
痛苦吗？ ……………………………………… 115
25　什么时候可以停止早产儿视网膜病变
筛查？ ………………………………………… 115
26　如何治疗早产儿视网膜病变？ ……………… 115
27　早产的孩子后续还需要眼部检查吗？ ……… 116
28　什么是有髓神经纤维？ ……………………… 116
29　有髓神经纤维如何治疗？ …………………… 116
30　什么是星形细胞错构瘤？ …………………… 116
31　星形细胞错构瘤如何治疗？ ………………… 117
（九）眼外伤 ………………………………………… 117
1　外伤会造成哪些眼睛损伤？ …………………… 117
2　孩子磕碰到眼睛，眼部淤青如何处理？ ……… 118
3　家庭如何处理孩子眼睑裂伤？ ………………… 118
4　受到撞击后眼睛出血怎么办？ ………………… 118
5　角膜异物怎么办？ ……………………………… 119
6　外伤引起的泪小管断裂怎么处理？ …………… 119
7　外伤后如何判断是否为眶壁骨折？ …………… 120
8　眶壁骨折应如何治疗？ ………………………… 120

9　被宠物伤及眼睛该如何处理？ ………………… 120
10　角膜划伤如何处理？ ………………………… 121
11　为什么外伤后瞳孔会变形？如何治疗？ …… 121
12　为什么外伤后会形成白内障？ ……………… 121
13　外伤性白内障如何治疗？ …………………… 122
14　外伤后视力下降的原因是什么？ …………… 123
15　外伤后视网膜震荡如何处理？ ……………… 123
16　外伤造成的晶状体脱位如何处理？ ………… 123
17　外伤以后眼压为什么会增高？ ……………… 124
18　外伤以后为什么会有眼压偏低？ …………… 124
19　不明液体误入小孩子眼睛了怎么办？ ……… 125
20　激光照射孩子眼睛会有什么危害？ ………… 125
21　眼部爆炸伤该如何处理？ …………………… 126

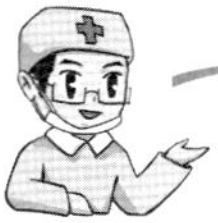

# 一、近视防控及斜弱视

## （一）基础篇（认识眼睛）

### 1 眼球的构造是什么样子的？

我们的眼球从前到后由角膜、虹膜、晶状体、睫状体、玻璃体、视网膜、脉络膜、巩膜组成。角膜在眼睛最前面的中央，没有血管，是透明的。虹膜在角膜的后面，中国人的虹膜大多为棕褐色。从外面看，在虹膜的映衬下，透明的角膜呈黑色，因此我们通常称之为“黑眼球”。虹膜正中央呈现一圆孔，称为瞳孔，瞳孔的大小用来调控进入眼睛的光线。在暗的环境下瞳孔放大，增加进入眼睛的光线；在亮的环境下瞳孔缩小，减少进入眼睛的光线。晶状体用来调节眼睛的焦距，通过晶状体薄厚的变化，调节眼睛的焦距。玻璃体是眼球里面体积最大的组织，像一个透明的“玻璃球”。视网膜、脉络膜和巩膜是眼球壁的组成部分。视网膜上有感光细胞，可以将光能转换成电能。脉络膜含有大量的血管，为视网膜提供营养。巩膜是眼球壁最外层最主要也最坚韧的部分，保护着眼球（图 1-1）。

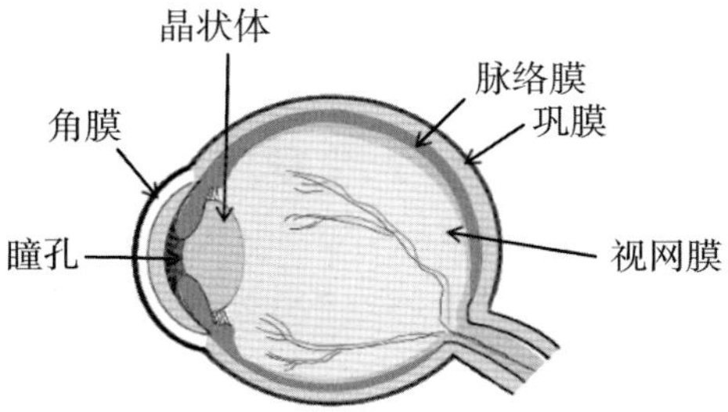


角膜:“黑眼珠”前面一层透明的膜;瞳孔:“黑眼珠”中间的圆孔;晶状体:像照相机的“镜头”,通过“变焦”可看清远近的物体;视网膜:眼球壁最里面一层膜,像照相机的“底片”一样;巩膜:眼球壁最外层白色的、最坚韧的膜,像照相机的外壳;脉络膜:视网膜和巩膜之间的膜,像照相机的“暗箱”。

图 1-1 眼球横切面

## 2 眼睛是怎么看到东西的?

我们的眼睛就像一台高精密的照相机。角膜相当于照相机的镜头,晶状体相当于照相机的调焦器,视网膜相当于照相机的底片。外界物体发出的光线穿过角膜和晶状体,成像在视网膜上,视网膜上的感光细胞将光能转换成电能通过视神经传到大脑,我们就看到物体了(图 1-2)。

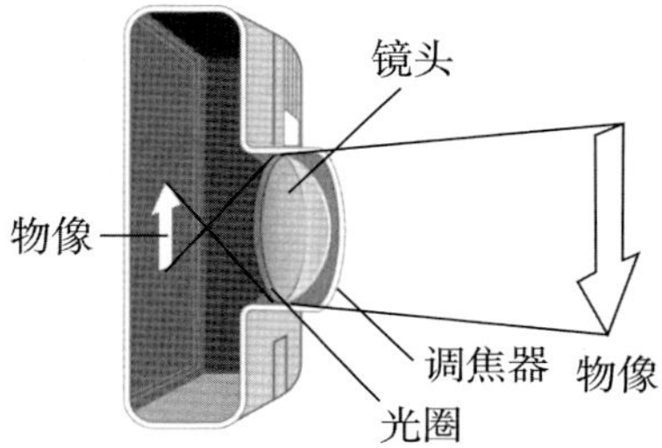


图 1-2 照相机横切面

## 3 什么是近视、远视、散光?

近视、远视和散光都是指眼睛的屈光状态问题。眼睛在放松的状态下,如果外界的平行光经过角膜、晶状体等眼组织的屈折之后,焦点不能聚到视网膜上面,而聚焦在视网膜的前面,称为近视;如果外界的平行光线经过眼组织屈折之后,焦点聚焦在视网膜的后面,称为远视;如果外界的平行光线经过角膜之后,不能聚焦在一个点上,而是主要聚焦在两个点,称为散光(图 1–3)。

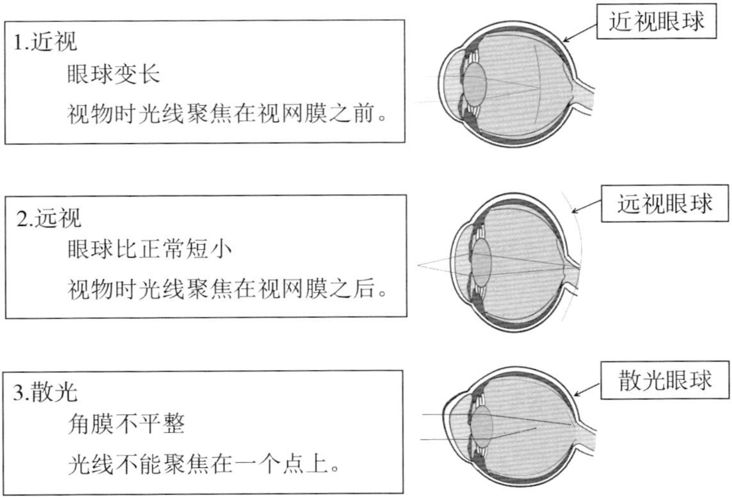


图 1–3　近视、远视、散光

## 4 近视、远视、散光戴的眼镜有什么不同?

近视需要用凹透镜来矫正,因为凹透镜可以使光线发散,从而使焦点后延聚焦在视网膜上。远视是用凸透镜来矫正,凸透镜可以使光线聚集,从而使焦点前移聚焦在视网膜上。凹透镜和凸透镜都属于球镜,也就是各子午线上的屈折力一致,而散光需要用柱镜来矫正，柱镜在不同子午线上的屈折力不同。

## 5 近视是怎么分类的？

按度数大小分为：低度近视（<300 度，即 3 个屈光度，写作 -3.0D，余类推），中度近视（300～575 度），高度近视（≥600 度）。

按屈光成分的不同分为：轴性近视（眼轴长）、屈光性近视（角膜、晶体屈折力大）。

按眼底是否有病变分为：单纯性近视、病理性近视。

按增长速度分为：进展性近视、稳定性近视。

按成因分为：先天遗传性近视、后天性近视。

（李 伟 苏 鸣）

眼球是由什么构成的

眼睛还有哪些“配件”

眼睛是如何看见的

眼睛比照相机厉害在哪里

视网膜是眼睛的“底片”

瞳孔是眼睛的光圈

# （二）近视前预防篇

## 1 什么是眼轴?

眼轴是指眼球前后径的长度。我们可以将“眼轴”理解为“眼睛的身高”。刚出生的宝宝正常眼轴大约为16 mm，出生后前3年内眼轴快速增长，到3岁眼轴发育至21 mm，至成年人正常眼轴为24 mm。如果眼轴发育过快，超出正常同龄宝宝的眼轴长度范围，就会表现为远视储备降低或出现近视（图1-4）。

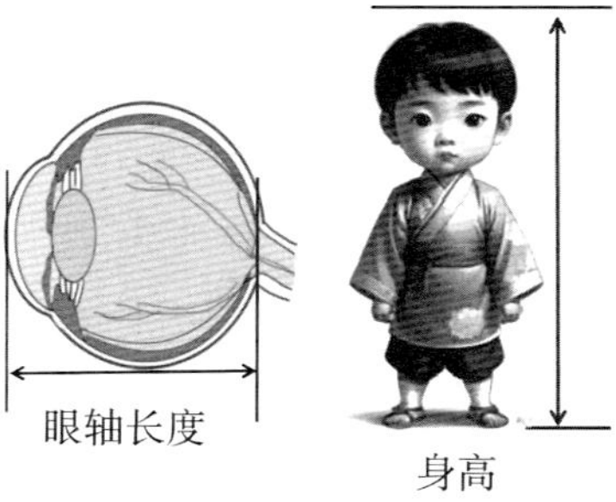


图1-4 眼轴与身高

## 2 为什么要关注孩子的眼轴?

眼轴相当于眼睛的身高，是判断孩子眼睛发育情况非常重要的指标。和我们的身高一样，眼轴不是生下来就固定不变的，它随着年龄的增长慢慢变长，至成年后稳定。眼轴和角膜、晶状体的发育相匹配，发育过快达到一定长度将发生近视。眼轴越长，近视度数越高，同时引发眼底疾病的概率也会增加。根据眼轴长度，我们可以初步了解眼球的屈光状态，监测孩子的远视储备、提早预防近视，还可以用眼轴发育的速度，来评估近视进展情况以及所采取的近视防控手段是否起到了作用，提醒我们及时调整近视防控方案。

## 3 什么是远视储备？

刚出生的宝宝眼轴比成人短很多，处于远视状态。从出生至12 岁以前，眼部发育正常的宝宝，均应有不同程度的远视度。随着眼球增长，远视度逐渐减少，12 岁以后远视基本消失，这部分远视度可以防止宝宝过早发展为“近视”，因此，我们将这部分“远视”称为“远视储备”（图 1–5）。

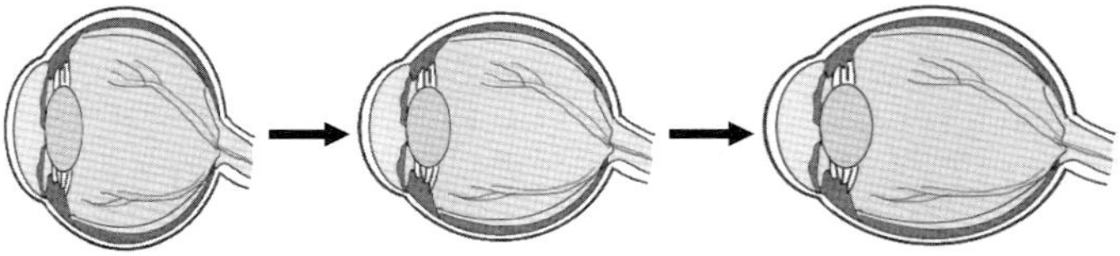


图 1–5　眼球发育

## 4 宝宝多大可以检查远视储备？

6 个月以上的宝宝可以使用屈光筛查仪初步评估远视储备；3 岁以上的宝宝就可以做眼球生物测量（眼轴等）进行评估了；必要时，任何年龄都可以通过睫状肌麻痹验光获取宝宝准确的远视储备值。需要注意的是，远视储备随年龄增加不断变化，用眼强度越大消耗越快，所以应根据医嘱定期检查评估，以指导日常用眼（表 1–1，出自《眼轴长度在近视防控管理中的应用专家共识（2023）》）。

表 1–1 不同年龄段屈光状态、眼轴及视力

| 年龄/岁 | 远视储备/D | 眼轴/mm | 视力 |
|---|---|---|---|
| 3 | +3.00 | 22.07(男),21.68(女) | 0.5 ~ 0.6 |
| 6 | +2.00 ~ +1.50 | 22.76(男),22.30(女) | 0.8 ~ 1.0 |
| 12 | +0.50 ~ +1.00 | 23.63(男),23.15(女) | 1.0 ~ 1.2 |
| 18 | 0 ~ +0.50 | 23.85(男),23.49(女) | 1.0 ~ 1.2 |

## 5 眼轴测量对眼睛有伤害吗?

眼轴是通过眼球生物测量仪检测到的眼部参数之一,该测量仪采用光学、非接触式测量方法,具有快速、准确、重复性好、无创伤等优点,一般 20 秒左右可完成测量,对眼睛没有伤害。

## 6 眼球生物测量仪还能测出哪些数据?

通过眼生物学测量,可以得到我们常说的眼轴,还可以得到角膜曲率及散光情况,同时也可获得角膜厚度、晶状体厚度及前房深度等数据。通过对比双眼检查结果以及前后两次检查情况,可以发现一些眼部的隐匿性病变,观察眼轴发育速度,监测近视发生和发展。

## 7 眼轴和角膜曲率对近视的“贡献”有哪些?

眼轴长度是指眼球前后的长度,是衡量眼球大小的指标。角膜曲率是角膜的形态指标,代表眼球前部的弯曲度,其值越大,角膜弯曲度越大,对光线的屈折力越强。总的来说,眼轴越长、角膜曲率越高,近视度数也会越高。但除一些特殊疾病外,角膜在 3 ~ 6 岁发育成熟,曲率变化很小。综合眼轴和角膜曲率值,可评估是否存在近视及近视进展情况,并可作为近视矫正及防控效果的重要参考依据。

## 8 定期给孩子查视力就能预防近视吗?

儿童青少年近视往往是白天户外活动少及长时间连续近距离用眼导致眼轴过长引起的。眼轴长导致的近视称为真性近视，一旦形成不可恢复,视力会逐渐下降。视疲劳可导致假性近视，也可出现视力下降,但是眼球发育状态不会偏离正常范围。因此,我们平时仅通过视力检查不能提前发现近视,不能做到提前预防。定期给孩子查视力的同时结合孩子的眼球发育状态,可以为我们采取近视防控措施提供参考依据。眼球发育状态可以通过眼生物值测量来评估,如果在监测的过程中发现眼球发育较快,需在视力下降前,提早采取防控措施(图 1–6)。

假设一个孩子9岁
开始近视

近视度数100度，度数每年增长，直至18岁

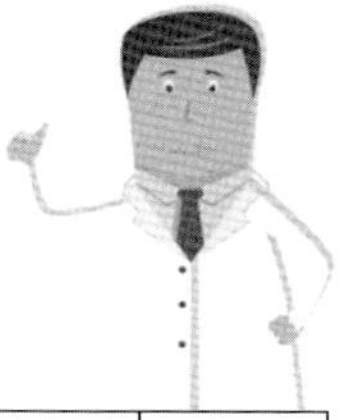

| 年龄/岁 | 以最低50度增加 | | 以75度增加 | | 以100度增加 | | 学业 |
|---|---|---|---|---|---|---|---|
| 9 | 100度 | | 100度 | | 100度 | | 小学阶段 |
| 10 | 150度 | | 175度 | | 200度 | | |
| 11 | 200度 | 以每年平均50度增加 | 250度 | 以每年平均75度增加 | 300度 | 以每年平均100度增加 | |
| 12 | 250度 | | 325度 | | 400度 | | |
| 13 | 300度 | | 400度 | | 500度 | | 初中阶段：学习压力大，用眼量明显增多，休息时间少，近视度数增长速度较快 |
| 14 | 350度 | | 475度 | | 600度 | | |
| 15 | 400度 | | 550度 | | 700度 | | |
| 16 | 450度 | | 625度 | | 800度 | | 高中阶段：高一开始进入紧张的学习中，在三年高压高负状态下，近视度数增长速度更快 |
| 17 | 500度 | | 700度 | | 900度 | | |
| 18 | 550度 | | 775度 | | 1 000度 | | |

图 1–6　近视增长预测

## 9 怎样提前预知孩子会不会近视?预防近视应从何入手?

家长朋友们首先要知道,近视应从小预防,一旦出现真性近视是不可恢复的。因此需要尽早为孩子建立眼健康档案,定期检查视力、屈光度(远视储备或近视度)和眼轴等生物参数。检查的频率每学年应不少于2次,以此来监测孩子的视力及眼轴变化,通过眼轴增长的快慢及时调整防控措施及防控力度。即使父母没有近视,也应该尽早为孩子建立眼健康档案,定期监测孩子眼部发育情况,评估近视发生的可能性,指导日常用眼。

## 10 不花钱的近视防控措施有哪些?

(1)家长应该为孩子建立友好的视觉环境

1)书桌摆放位置:书桌应当与窗户垂直,白天学习时自然光线从写字手对侧射入(一般为左侧射入),桌面的平均照度值应不低于300 lx(照度单位,法定符号)。

2)书桌高度:家长应当根据孩子的生长发育定期调整书桌、椅高度。

3)台灯:台灯应当选择通过中国强制性产品认证(China Compulsory Certification, CCC)的台灯,除开台灯外房间还应开顶灯。

4)电子产品的选择:需要网络学习时,应当选择电视、台式电脑等大尺寸屏幕的电子产品,相同屏幕尺寸情况下,选择屏幕分辨率高的电子产品。

5)电子产品的使用距离:电视的观看距离应不小于屏幕对角线距离的4倍;电脑的水平观看距离应不小于50 cm;手机的观看距离应不小于40 cm。

6）睡眠环境：孩子的卧室不应摆放电脑、电视；夜间使用避光帘；睡觉不开夜灯，同时夜间应减少使用高亮度、富蓝光的电子产品。保证充足的睡眠时间。

（2）保证孩子日间户外活动时间和体育锻炼时间

1）每天日间户外活动累计应大于 2 小时：日间户外活动包括校内活动和校外活动，活动形式不受限制，内容应当丰富，同时可以起到锻炼身体的作用。应充分利用上下学路途，尽量选择走路或骑车。课间应尽可能离开课桌，最好到户外活动一下。假期和周末家长应当和孩子共同进行户外活动，既能保护眼睛也可以增进亲子感情。

2）每天锻炼 1 小时：以有氧运动为主，如跳绳、跑步、游泳等，1 小时的体育锻炼时间可纳入日间的户外活动 2 小时范围。

（3）用眼习惯

1）减少连续近距离用眼时间，建议看近 20 分钟后远眺 6 米以外的物体至少 20 秒，连续用眼 40 分钟后远眺 5 ~ 10 分钟或户外活动。尽量减少使用电子视频终端。

2）学习时保持“一拳、一尺、一寸”，即胸部距离桌子一拳、眼睛距离书本一尺、手距离笔尖一寸，并保持正确的握笔姿势（图 1-7）。

（4）饮食

1）营养均衡，肉、蛋、奶、蔬菜、水果应当充足适量。

2）减少糖的摄入，如糖果、巧克力、蛋糕、饮料等。

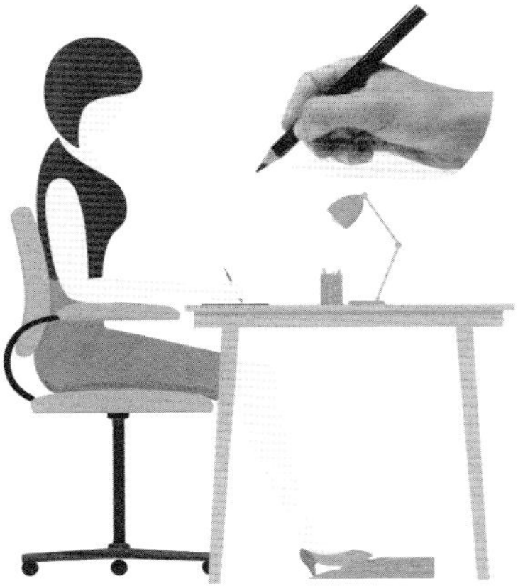

保持正确的坐姿做到

**“3个1”**

眼离❶尺
看书、写字时，眼睛与书本保持1尺（约33厘米）的距离。

胸离❶拳
看书写字时要保持坐姿端正，胸与书桌保持1拳的距离。

笔离❶寸
握笔的手指要离笔尖1寸，不要使用太短的笔头。

**控制电子产品的使用时间**

- 隔45~60分钟休息10~15分钟。
- 休息时必须远眺，使眼球调节肌得以充分放松。
- 每天应保证不少于2小时的户外运动时间，让眼睛充分沐浴阳光。

图1-7 养成科学用眼习惯

## 11 户外活动预防近视有何要求？

预防近视，户外活动首先需要日间（白天）的户外活动，其次需要多次户外活动，累计时间不少于2小时/天。通过家长陪同儿童走路上学，课间、课外活动，放学后至天黑前和节假日亲子户外活动等方式进行。学校和家长都应积极引导、支持和督促孩子进行日间户外活动，不占用课间时间补课和写作业。鼓励孩子多进行户外运动，诸如球类、田径、郊游类活动等，减少连续近距离用眼时间。

## 12 如何控制孩子近距离用眼时间？

孩子学习时，除保持良好的学习姿势，还需掌握“20–20–20”原则，即连续近距离用眼20分钟，远眺约20英尺（6米）远的距离,放松 20 秒。可以采用计时器帮助提醒孩子。

## 13 刚出生的小宝宝视力是多少?

视力是后天在视觉环境的刺激下逐渐发育的。出生的婴儿刚刚睁眼看世界,视力很差,随着视觉环境的刺激,视力逐渐发育,不同年龄的婴幼儿视力范围:2~3 个月 0.01~0.02,4~5 个月 0.02~0.05,6~8 个月 0.06~0.1,9~12 个月 0.1~0.15。另外,不同检测方法所测得的婴儿视力也有差异。

## 14 孩子视力 0.8,是近视了吗?

从出生到 7 岁的视觉发育期内,视力表视力随年龄增加逐渐增加。一般 3~5 岁视力为 0.5,6 岁为 0.7,7 岁以上基本达到成人视力水平。所以孩子视力为 0.8,可能是还处于视力发育期,存在一定的远视储备,尚未达到 1.0;也可能是近视、远视、散光、视功能异常或者眼病所致。所以,视力低不等于近视,需要结合年龄和检查结果综合评估。

## 15 孩子眼睛不近视就没有“度数”吗?

所谓没有“度数”,专业上说就是眼睛处于完全正视状态,也就是既没有近视,也没有远视和散光,屈光状态为 0 的状态,这种理想状态在成人中也很少。而儿童眼睛正处于生长发育过程中,如果提前进入正视状态,随着眼睛的发育将必然出现近视。所以,发育中的儿童,应该有一定的远视储备,而不是没有近视就没有“度数”。孩子出生时大概有 300 度左右的远视。随着眼球生长发育,远视度数逐渐降低,一般到孩子 12 岁以后,发育成正视状态。还有很多孩子有角膜散光(可以理解为角膜不太匀称)。散光也用屈光度表示。所以孩子不近视，还可能有远视和散光。如果远视度数高，超过相应年龄的生理性远视或有较大的散光，就可能会导致弱视，需要尽早治疗。

## 16 近视以后还会出现老花眼吗?

老花眼(老视)是每个人都会出现的正常生理现象。这是因为随着年龄的增长，眼睛晶状体的调节功能逐渐下降，导致看近(尤其是阅读、书写)困难，老花眼需要用凸透镜矫正，就是看近时需要戴上老花镜。对于低度近视人群，在老花眼发生的初期，看近老花眼的远视度与近视眼的近视度抵消或部分抵消，即看近不需戴近视眼镜也可看得清楚，给人的感觉像是没有老花眼，实际上老花眼和近视都仍然存在。

## 17 预防近视，为什么要少吃甜食?

体内糖代谢的过程与维生素 $B_1$ 密不可分。如果多吃糖，维生素 $B_1$ 会消耗太多。当人体缺乏维生素 $B_1$ 时，会对人的视神经和视觉造成一定的损伤。同时，过多的糖分也会使体内的钙减少，当体内钙含量下降时，会使眼球壁的弹性减弱。儿童眼球正处于视觉发育的关键时期，应尽量少吃甜食。

## 18 家长应该如何选择护眼台灯?

根据 GB/T 20145—2006《灯和灯系统的光生物安全性》和 GB/T 9473—2017《读写作业台灯性能要求》，家长选择护眼灯应该注意以下 4 个方面。

(1)无蓝光

根据国际电工技术委员会(International Electrotechnical

Commission,IEC)制定的标准 IEC 62471,蓝光危害主要是指 300 ~ 700 nm 的光辐射所引起的光化学反应。蓝光可引起视疲劳、视网膜色素上皮细胞的萎缩甚至死亡和导致黄斑病变等。该标准对发光二极管(light emitting diode,LED)光源产品蓝光危害进行了安全级别分类。分为以下几类:①RG0,蓝光危害豁免级,灯在标准所定义的极限条件下也不造成任何危害。所包含的蓝光危害部分定义为在 10 000 s 内不造成对视网膜危害。②RG1,Ⅰ类,低危险,所包含的蓝光危害部分定义为在 100 s 内不造成对视网膜危害。③RG2,Ⅱ类,中等危险,所包含的蓝光危害部分定义为在 0.25 s 内不造成对视网膜危害。④RG3,Ⅲ类,高危险,光源在短瞬间对视网膜造成危害。因此,我们应尽量挑选能够达到 RG0 标准的光源。

(2)无频闪

光源频闪指光源闪烁的频率,是光源发出的光随时间呈快速、重复的变化,使得光源跳动和不稳定。频率越慢,光源越不稳定。如果眼睛长期暴露在严重频闪的环境中,会造成头痛和眼疲劳,引发光敏性癫痫,导致视力下降和注意力分散等问题。频闪的判定标准为频率(f)>3 125 Hz 为无风险,因此建议大家尽量选择频率大于 3 125 Hz 的台灯,这样就无须担心光源的频闪问题。

(3)足够和均匀的光照度

光照度是单位面积上的光通量。如果没有足够的光照度,就无法保证眼睛对目标有良好的识别度。不均匀的光照度会使眼睛对目标的移动进行频繁的调节,这就容易引发视疲劳。根据规定,在进行读写作业的中央区域和边缘区域,灯具的光照度和光照度均匀度至少要达到 A 级,更好的是达到 AA 级。A 级的光照度要求是,中央区域光照度至少达到 300 lx,边缘达到 150 lx。AA

级的光照度要求是，中央区域光照度至少达到 500 lx，边缘达到 250 lx。A 级和 AA 级光照度均匀度（最大值与最小值的比值）的要求均为不超过 3。由此可见，为了更好地保护眼睛，我们最好选择 AA 级别照度的台灯。

（4）显色指数高

光源照到物体上后，被照物表面显现出来的颜色，称为光源的显色性。人们总是习惯以日光照明下的物体色作为物体的本色。若人工照明的光源显色性较差，人眼的舒适度也会因此降低，从而加重视疲劳。那么，多高的显色性才够呢？国际照明委员会按用途不同列出显色性的推荐标准，对于一般照明，推荐选择显色指数（color rendering index，CRI/Ra；Ra 是“一般显色指数”标记符号）达到 80～90 的光源。

总之，挑选护眼灯的四大硬性标准：①无蓝光（RG0 标准）；②无频闪（f>3 125 Hz）；③足够和均匀的光照度（AA 级）；④显色指数高（达到 80～90）。

## 19 眼保健操能预防近视吗？

眼保健操是根据中医推拿、经络理论，结合体育医疗综合而成的按摩方法。主要通过按摩眼部周围的穴位，改善眼部的血液循环，调节肌肉紧张度，改善眼睛疲劳，在一定程度上起到预防近视的作用。

## 20 手机、平板、电视，哪个对眼睛的影响更大？

一般来讲，观看距离越近，眼睛所用的调节力越大，就越容易造成视疲劳，从而增加发生近视的可能性。根据屏幕大小，我们观看手机、平板、电视的距离会依次增大，因此，一般来讲，手机对眼睛的影响更大，其次是平板、电视。当然，对眼睛的影响还包括屏幕的亮度、对比度、观看时间、有无蓝光等。因此，不管何种电子屏幕，都要尽量减少其使用时间，3 岁前应避免使用。

## 21 孩子初发近视会有哪些表现？

如果孩子出现频繁眯眼、揉眼、用力挤眼和眨眼、歪头斜眼看远物，或者写着作业眼睛就离书本很近，或看电视时身子不由自主地往前挪等表现，提示孩子可能已经近视了，需要到正规医疗机构进行检查。此外，眼部炎症、过敏、视疲劳、干眼、倒睫或睑内翻等原因也可造成孩子频繁眨眼。

## 22 孩子能看到 1.0，是不是眼睛就没问题？

我们评估孩子的眼睛屈光发育是否正常，除了观察视力外，还要观察孩子是否有足够的远视储备。虽然孩子的视力能达到 1.0，但远视储备已经低于同龄人标准的话，意味着孩子近视的可能性非常大。因此，即使孩子能看到 1.0，也不代表眼睛没有潜在的问题，同样需要专业的检查评估，提早干预，防控近视。

## 23 眼健康档案应当从什么时候开始建立？

如果您还没有给孩子建立眼健康档案，请尽快建档。事实上，从孩子出生就应开始建立，这样能尽早了解孩子眼睛发育的情况，及早关注眼健康，为孩子提供良好的用眼环境，养成良好的用眼习惯。眼健康档案就是记录孩子眼睛发育成长的过程，我国儿童眼保健对儿童眼部检查时间和内容都有要求：新生儿期 2 次；婴儿期 3、6、8、12 月龄共 4 次；幼儿期 18、24、30、36 月龄共 4 次；学龄前期 4、5、6 岁每年 1 次，共 3 次；学龄期平均每年 2 次。家长应按时带孩子前往相应医疗单位检查，必要时进行眼科专科检查。

## 24 0 ~6 岁及以上学龄期儿童青少年近视阶段怎么划分?

为对近视进行规范监测和管理,《近视管理白皮书 2022》专家共识中提到近视前期和近视期的概念。近视前期指屈光度小于或等于同等年龄儿童远视储备下限且近视不超过 50 度,此期可通过近视前期管理镜片及用眼行为干预预防近视的发生;近视期指调节放松状态下,近视高于 50 度,此期需要采取正规的矫正手段及控制手段(图 1–2)。

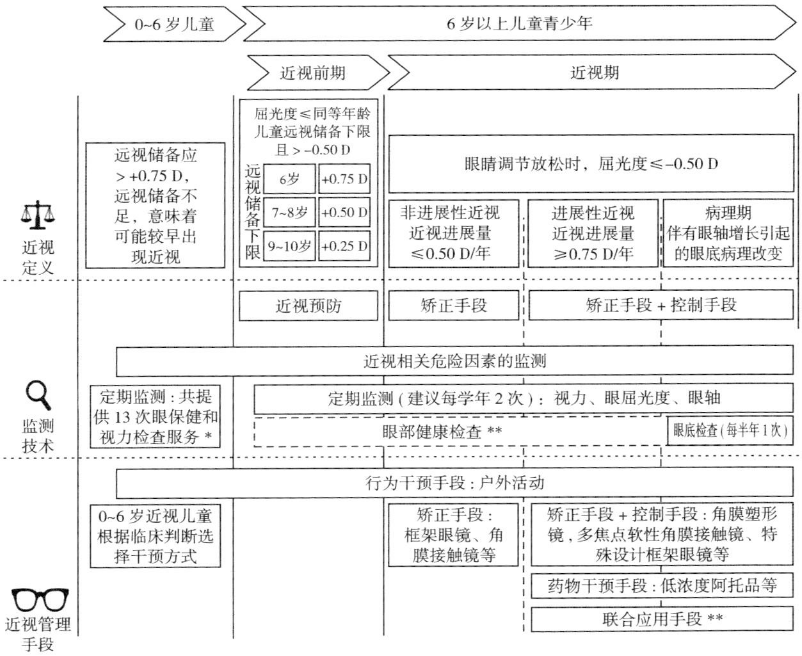


*: 新生儿期 2 次,分别在新生儿家庭访视和满月健康管理时;婴儿期 4 次,分别在 3、6、8、12 月龄时;1~3 岁幼儿期 4 次,分别在 18、24、30、36 月龄时;学龄前期 3 次,分别在 4、5、6 岁时。

**: 必要时应用。

图 1–2　0 ~6 岁及以上学龄期儿童青少年近视阶段的划分及监测与管理

(李　伟　苏　鸣)

# （三）近视控制篇

## 1 什么是近视？

近视，是全社会都应关注的话题。什么是近视呢？近视是指眼睛在调节静止状态下，平行光线进入眼睛后聚焦于视网膜前，无法在视网膜上形成清晰物像的一种屈光状态。近视以后通过配戴眼镜就可以看清晰，那为什么近视成为全社会关注的话题呢？因为近视以后不单单只是需要配戴眼镜的问题，儿童青少年近视为轴性近视，即眼轴过长导致的近视。当眼轴大于26 mm，近视超过-6.00D（高度近视）后，高度近视并发症风险大大增加，多种高度近视并发症是致盲的，目前还没有很好的治愈方法。因此，近视防控工作特别重要（表1-4、表1-5。注：出自《高度近视防控专家共识2023年》）。

**表1-4　近视各阶段的观察因素与防控要点**

| 项目 | 近视前期 | 低度近视 | 中度近视 | 高度近视 |
|---|---|---|---|---|
| 临床定义 | SE≤+0.75D<br>且>-0.50D | SE≤-0.50D<br>且>-3.00D | SE≤-3.00D<br>且>-6.00D | SE≤-6.00D |
| 防控原则 | 延缓近视发生；<br>降低近视发生率 | 控制近视进展速度；降低高度近视发生率 | | 降低不可逆性视觉损害；降低眼底病变发生率 |
| 观察因素 | 基线屈光<br>基线年龄<br>屈光、眼轴变化<br>近视危险因素 | 基线屈光<br>基线年龄<br>屈光、眼轴变化<br>眼底变化 | | 基线屈光<br>基线年龄<br>屈光、眼轴变化<br>近视进展速度<br>眼底损伤性改变 |

续表 1-4

| 项目 | 近视前期 | 低度近视 | 中度近视 | 高度近视 |
| --- | --- | --- | --- | --- |
| 防控要点 | 科普引导<br>行为指导<br>建档管理<br>健康干预 | 行为干预<br>专科管理<br>正确矫正<br>临床干预 | 行为干预<br>专科管理<br>遗传筛查<br>临床干预 | |

表 1-5　高度近视黄斑区评估分级

| 级别 | 黄斑改变 |
| --- | --- |
| 等级 0 | 无近视视网膜变性病变 |
| 等级 1 | 豹纹状眼底 |
| 等级 2 | 弥散性脉络膜视网膜萎缩 |
| 等级 3 | 斑片状脉络膜视网膜萎缩 |
| 等级 4 | 黄斑区萎缩 |
| 伴随其他损伤 | 漆裂纹、近视脉络膜新生血管、Fuchs 斑 |

注：等级 0 和等级 1 为单纯性高度近视眼底改变，等级 2 及以上为病理性高度近视眼底改变。

## 2 我国近视现状如何？

根据国家卫生健康委员会 2022 年的统计数据，全国青少年总体近视率达 53.6%，其中 6 岁儿童为 14.5%，小学生为 36%，初中生为 71.6%，高中生为 81%。近视发病年龄越低，将来发展成高度近视的可能性越大。

## 3 儿童青少年为什么要控制近视？

儿童青少年控制近视的目的是尽量减缓近视度快速增长，减少高度近视眼轴过长带来的眼底并发症。儿童青少年近视后，眼轴仍在随着身体发育不断增长，同时越来越多的近距离用眼活动也在促使眼轴更加快速增长。眼轴增长则近视度增高，一旦眼轴超过26 mm，近视度常常已经超过600度。高度近视并发症特别是眼底视网膜并发症如视网膜萎缩变性、视网膜裂孔和视网膜脱离等的发生率明显增加。这些并发症对视力影响非常大，甚至是致盲的。特别是到50岁以后，发生率进一步提高。很多人认为，高度近视也不怕，成年后做近视眼屈光手术就治愈了。这里要特别提醒的是，近视眼屈光手术只能帮助摘掉眼镜，并不是对近视眼的治疗，不能预防和治疗高度近视眼并发症。可以理解为，近视眼屈光手术是将近视镜片“镶进”了角膜里或眼球内，并没有改变眼轴长的状态。所以，家长一定要提早关注孩子的眼睛，做好近视防控，争取让孩子不近视、晚近视、减缓近视发展，避免形成高度近视及出现高度近视并发症。

## 4 为什么儿童近视后近视度会越来越高?

如果在儿童青少年发育时期发生近视，大多说明眼球的发育已经提前达到或超过正常成人水平了。但随着身体发育，眼球还在不断增长，直至身体生长发育完成。所以一般而言，儿童青少年的近视度都会随着身体的发育不断加深，过度用眼、户外活动少会进一步加快近视发展。如果是病理性近视，近视不会随着身体发育结束而停止进展。学龄前就已经是高度近视和父母高度近视的孩子要特别警惕，一定要定期检查屈光度、眼部生物测量以及眼底等情况(图1–8)。

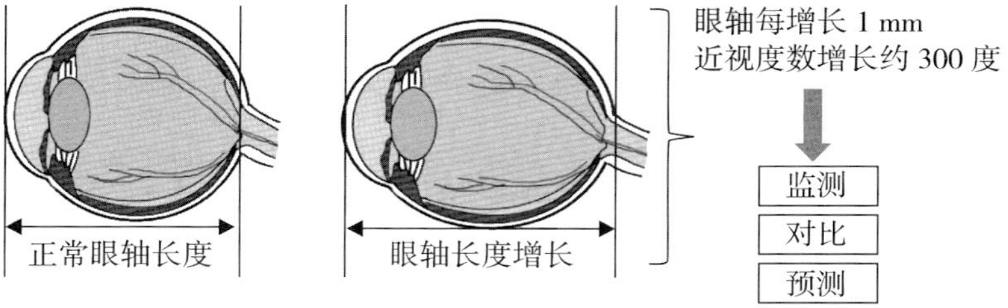


图 1–8 眼轴与近视

## 5 视力低下一定是近视吗?

视力低下的原因有许多。首先,需要排除眼部疾病,像先天性白内障、青光眼、眼底疾病等。其次,需要通过医学验光及眼部生物学测量,检测孩子眼睛的屈光状态。屈光不正不单单只有近视,还有远视、散光,这些同样会影响视力。此外,斜视及视功能异常,也可能导致视力不良。所以,如果视力检查低于正常,一定要到医院进行全面的检查和评估。

## 6 孩子近视了,有什么方法治好吗?

近视分为假性近视和真性近视。假性近视是由于近距离用眼过多导致睫状肌紧张,看远无法放松,从而出现视物模糊的一种近视现象。通过减少近距离用眼、调节训练和药物等可以使紧张的睫状肌放松,使假性近视得到缓解、远视力有所提高。真性近视是眼球已经发生了实质上的改变(眼轴拉长、角膜弯度大)。眼轴一旦拉长就不能缩短,所以真性近视目前尚无法治疗。而且,在成年前眼轴和身高一样,还会随着年龄慢慢发育变长,使近视度数逐年加深。儿童青少年出现视力下降一定要全面评估,排除假性近视,科学矫正和防控,达到既看得清晰,又能减缓近视进展的效果。

## 7 “孩子近视了不可怕，长大做近视手术就治好了”，对吗？

近视后，眼球随着生长发育越长越大，眼轴越长，近视度数越高。高度近视后眼球就像不断充气的气球，眼底的视网膜也越拉越薄，可导致黄斑出血、脉络膜新生血管、视网膜变性、视网膜裂孔和孔源性视网膜脱离等。这些都可导致视功能的严重受损，最终失明。成年后做近视手术只是不用戴眼镜了，但变形的眼球是无法改变的，高度近视性视网膜病变是不能改变的。在儿童青少年发育期做近视防控，就是为了防止孩子变成高度近视，避免或减少上述风险。

## 8 孩子近视了，我不想让孩子戴眼镜，做按摩有效吗？

真性近视后眼球已经变长，就像身高，只会随着年龄增长而增高，是不可逆的。按摩只可能暂时改善视功能，视力可能暂时提升，本质上不能使眼轴变短，也不能使近视度消失。随着眼轴增长，近视度将越来越高；同时，如果不及时戴眼镜矫正，视物模糊和视疲劳将进一步导致近视的快速发展。所以，为了更好地控制近视进展，需要按医嘱规范检查、规范戴眼镜。

## 9 眼部热敷或戴发热眼罩可以治疗近视吗？

眼部热敷或戴发热眼罩有扩张眼部血管、促进血液循环的作用。其对眼部血管作用是广泛的、非选择性的。已有报道，长期眼部热敷会导致眼轴快速发育。因此，如非治疗必须，不建议针对近视，长期做热敷或戴发热眼罩。

## 10 近视遗传吗？

近视是一类多基因、多位点、遗传特性复杂的遗传性疾病。

遗传因素和环境因素在疾病的发生、发展中共同发挥作用。如果父母一方或双方有高度近视，孩子发生近视的概率远高于父母不近视的孩子。因此，父母一方或双方有高度近视，更需及早关注孩子的眼球发育及视力变化。

## 11 父母都不近视，孩子就不会近视吗？

父母视力都好、不戴眼镜，只能说明孩子有较好的遗传素质。但是，近视成因复杂，除了遗传因素，还有环境因素。尤其是长时间的近距离用眼、阅读环境过暗、户外活动过少等，均是导致近视的“元凶”。目前，随着电子产品的过度使用，近视发病年龄越来越低。临床经常见到父母视力都很好，而孩子刚上小学就已经近视的病例。所以，无论父母有没有近视，都需要关注孩子的眼部发育情况，提早预防，避免过早近视。

## 12 “矫正近视”的训练或产品，只要能使裸眼视力提高，就起到治疗近视的作用了吗？

不是。裸眼视力提高不代表近视得到了治疗，目前近视可防可控不可治。裸眼视力是指眼睛没有经过任何矫正所测得的视力，具有主观性。训练或者一些保健产品能暂时缓解眼疲劳，裸眼视力会有一些改变，但是并不能真正治疗近视。如果是真性近视，要科学地配戴眼镜，不能盲目地通过一些眼部保健产品或训练来治疗近视。

## 13 近视了，裸眼视力和矫正视力，哪个更重要？

远视力下降是近视眼的主要特征。近视屈光度越高，视力越低，但近视度和视力下降的程度并非一一对应。比如，100 度近视，裸眼视力可能为 0.6，也可能达到 0.8。只要经过科学严格的验光,戴上合适度数的近视镜片后视力能够正常,就说明眼睛暂时没有其他影响视力的问题。如果戴上合适的眼镜,视力不能达到孩子相应年龄的正常水平,就需要进一步检查,查找视力不佳原因。所以,近视了,关注矫正视力更重要。

## 14 目前主要控制近视的方法有哪些?

目前控制近视的主要方法有角膜塑形镜、离焦框镜、低浓度阿托品滴眼液、视功能训练、低强度红光等。

## 15 戴眼镜会导致眼睛变形吗?

戴眼镜不会导致眼睛变形。近视镜片是凹透镜,凹透镜会使物像"缩小",别人通过镜片看你的眼睛会感觉"变小了",一旦摘下眼镜,会让人产生眼睛"变大变凸"的错觉。另外,近视度数增高往往是由于眼轴增长导致的,度数越高,眼轴越长,越会让人有一种眼睛"变凸"的感觉。

## 16 近视和弱视有什么区别?

近视是由于眼轴过长或角膜曲率过大,导致远处物体不能成像在视网膜上,而是成像在视网膜前面。一般近视眼看近清楚,看远不清楚,戴眼镜后看远也能看清。弱视是由于儿童在发育期间,由于某些原因(大多是因为屈光不正、屈光参差、斜视、先天性白内障或上睑下垂等)导致视细胞没有完成发育,进而导致最佳的矫正视力不能达到正常同龄人水平。一般来讲弱视儿童看近和看远,戴眼镜和不戴眼镜均不能看清楚。

## 17 什么是假性近视?

假性近视是由于用眼过度致使睫状肌持续收缩痉挛,晶状体屈光度增加，从而产生视远物模糊，眼球处于近视状态。假性近视患者可通过规范用眼行为、视功能训练、缓解疲劳、散瞳等干预后恢复视力（图 1-9）。

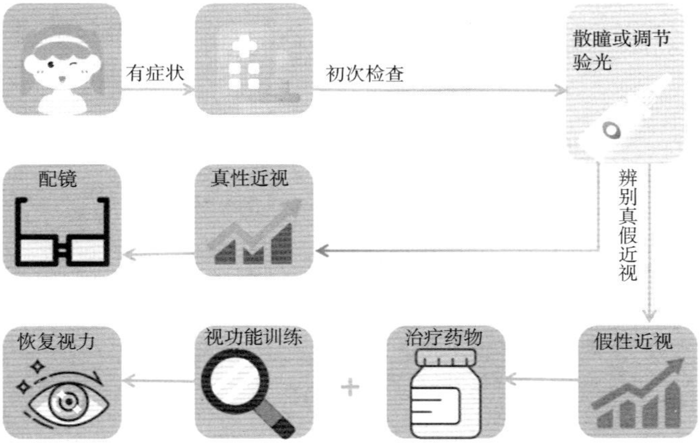


图 1-9 辨别真假近视

（武雪亚 苏 鸣）

## （四）散瞳和医学验光篇

### 1 什么是散瞳验光？

散瞳验光，也叫睫状肌麻痹验光。通过滴用睫状肌麻痹剂，使眼球内睫状肌处于放松状态。该类药物在放松睫状肌的同时，也有瞳孔散大的作用，瞳孔散大有利于年龄较小的儿童检影验光，获取准确屈光度。

## 2 儿童为什么要做散瞳验光？

日常人眼处于不断的调节过程中，因此能随时将不同距离、不同明暗、不同颜色的物体尽收眼中。儿童睫状肌张力大，眼的调节能力强，睫状肌的调节作用可使晶状体变凸，屈光力增强。散瞳验光的主要目的，是使眼内的睫状肌放松，去除调节因素。如果不散瞳进行验光，因眼自身调节状态不断变换，使得屈光度不稳定，其结果常常含有假性成分，结果出现远视度数偏低或近视度数偏高的情况。在近视儿童中更要排除假性近视，避免近视眼镜度数中掺有假性成分，所以儿童验光需要散瞳。

## 3 多大年龄的儿童验光时必须散瞳？

一般 12 岁以下儿童的睫状肌张力大，调节力强，大部分需要散瞳验光。12 ~ 19 岁酌情使用。医生会根据儿童的年龄、屈光状态、是否有斜视以及散瞳前检查调节力的大小等确定是否需要散瞳验光，以及选择散瞳药物的种类。6 岁以下、远视、内斜视、弱视等往往需要更强的药物，如 0.5% ~ 1.0% 的硫酸阿托品滴眼液或眼用凝胶。

## 4 散瞳对眼睛有伤害吗？

散瞳验光对孩子的眼睛没有伤害。首先，医生会排除散瞳的相关禁忌证；其次，家长应认真了解点药注意事项，按要求滴药。散瞳验光目的是麻痹睫状肌，使眼部的肌肉处于放松的状态，使屈光度更为准确。散瞳后一定时间内出现的畏光、视近模糊等症状会随着药效消退而消失。

## 5 散瞳验光前、后有哪些注意事项？

注意事项如下：①孩子处于发热或患有明显的全身疾患时暂

缓散瞳验光。②滴用散瞳药时,应按压泪囊对应位置(鼻根内眦角,泪小点对应的皮肤部位)3 ~5 分钟,以减少药物的吸收,减少皮肤潮红、口干、发热等全身表现。③用药后 1 ~2 小时内多喝白开水,促进药物排出。④散瞳后有畏光现象,可以通过戴遮阳帽或暂时戴太阳镜缓解。⑤散瞳后视近模糊,看远处不受影响,可以上学,不需休课。可以告知老师,要求暂不写作业,可将课本拿远些看(不看近处)、在黑板上写练习等,这样就可以度过视近模糊时期。⑥滴药次数按医嘱执行,并按要求回到医院验光。⑦根据使用药物的不同,瞳孔恢复时间不同。如使用 1% 硫酸阿托品眼用凝胶,俗称"慢散",瞳孔恢复一般需要 21 天;盐酸环喷托酯滴眼液,俗称"中散",需要 3 ~7 天;0.5% 复方托吡卡胺滴眼液,俗称"快散",6 ~8 小时即可恢复。

## 6 什么是医学验光?

医学验光是通过专业的验光人员以及专业设备,在验出眼睛真实屈光状态的同时,鉴别是否存在弱视、斜视、视功能异常等问题。还要考虑年龄、用眼需求和习惯,从而给出最适合的眼镜处方、视觉训练方案和用眼指导。让患者不仅仅是看得清楚,还要看得舒服、看得持久。这个过程就称为医学验光。

## 7 为什么要进行医学验光?

医学验光首先是为了验光的准确性,如果验光不准确,可能造成眼部不适,加重视疲劳,也可能导致近视度的快速增长;其次是要结合眼部视功能和是否有斜视等临床问题确定眼镜处方。比如,远视合并调节性内斜视,眼镜处方就需要给足,以缓解斜视、促进双眼视功能。如果只重视视力,不考虑视功能状态,则会加重眼睛的负担,使眼睛经常处于疲劳状态。所以准确、科学、安全、可靠的医学验光是获得清晰、舒适、持久视觉的重要保障。

（武雪亚　苏　鸣）

## （五）近视配镜篇

### 1 低度近视要不要配镜？

近视一旦形成，出现视物模糊，看东西会更容易疲劳，从而更容易促进近视度增长。配镜的目的不仅能提高视力，看得清晰，还能减缓由于视物模糊导致的近视度快速增长，降低将来成为高度近视的可能性。已有文献报道，近视不戴眼镜的儿童较戴眼镜的儿童，近视度数增长更快。所以，低度近视也建议配戴眼镜。

### 2 近视眼镜可以不常戴吗？

无论多少度的近视，都应该经常配戴眼镜。不仅上课看黑板的时候，生活中也应该坚持戴眼镜。因为，对于身体和眼睛处于生长发育中的孩子来说，只要有屈光度，眼睛就只有在戴了矫正眼镜的情况下，才能正常行使功能。比如，近视后虽然不戴眼镜能看清近处的东西，但这种情况下，看近的时候不需要动用本该动用的调节功能，久之出现调节功能异常，甚至外斜视。所以，建议近视后常戴矫正眼镜，如果看近时不戴眼镜，要确认调节功能正常且没有外斜视（图 1-10）。

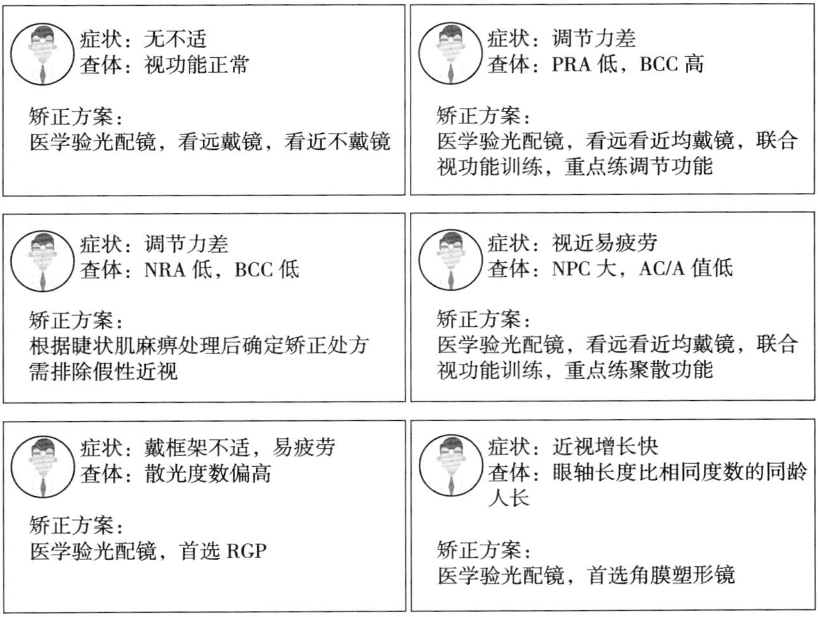


图 1–10　青少年儿童如何戴眼镜

## 3 单眼近视可以不戴眼镜吗?

单眼近视更需要戴眼镜。近视会影响看远的清晰度，因此单眼近视的儿童往往出现看远时使用视力较好、不近视的那只眼，而看近时使用近视的那只眼，长此以往，近视的那只眼近视度会越来越高，同时影响双眼的视功能，如双眼融合视和双眼立体视，还打乱双眼调节和集合功能。8 岁以上的单眼近视儿童，我们推荐首选单眼角膜接触镜，这样既能延缓近视眼屈光度的增长、平衡双眼视功能，也免除了框架眼镜带给家长和孩子的烦恼。

## 4 近视眼镜应该配低度数吗?

这种做法是不科学的。因为配镜的目的是视物清晰、舒适、持久。如果将眼镜实际的屈光度减低,势必出现视物模糊,从而造成视疲劳,反而使近视度增长得更快。因此,在配镜试戴无不适的情况下,不应该再低矫配镜。

## 5 戴近视眼镜度数会越戴越深吗?

配戴合适的眼镜并不会加深近视度。近视度增长与生长发育、不良用眼习惯、用眼环境以及遗传有关。配戴合适的眼镜后视物清晰,视功能得以正常发挥,不但不会越戴越深,还会减缓近视发展。如果近视不配戴合适的眼镜,反而会因为看不清楚导致度数增长,还可能因为视功能的异常导致斜视。所以,近视了应该积极检查配镜,同时注意用眼环境,改变一些不良的用眼习惯,来延缓近视度的增长。比如:减少近距离用眼时长,看近 20 分钟再看远 5 米以外 20 秒,连续用眼 40 分钟需远眺 5～10 分钟;增加户外时长,保证日间累计户外时长每天大于 2 小时;营养均衡,少摄入甜食等。

## 6 戴眼镜后会造成眼睛突出变形吗?

首先需明确,眼球突出变形是因为近视度数长、眼轴变长引起的,就像气球的直径变长后气球变大的道理一样,并不是因为戴眼镜造成的。如果近视却长期不戴眼镜,反而会加重近视度的增长,从而导致眼轴增长眼球更加突出。所以,戴眼镜不会造成眼睛突出变形,应该正确配戴眼镜。

## 7 假性近视需要戴眼镜吗?

所谓假性近视,是儿童青少年由于过度近距离用眼导致的眼调节不能放松,以至于看远视力不清形成的调节性近视。这种近视通过散瞳(放松睫状肌)就可以解除。改善平时用眼行为、视功能训练、滴用缓解疲劳的眼药水等都可以缓解假性近视,暂时不需要配戴近视眼镜。但是,假性近视往往提示孩子的眼睛快要近视或存在明显的视功能异常。因此,当孩子出现近视表现时,家长要重视,及时检查并对孩子日常用眼行为给予更多关注。

## 8 近视眼镜可以一直戴下去,不用更换吗?

儿童青少年发生近视后,近视度会随时间有不同程度的进展。近视度增加,戴眼镜视力下降,就需要更换眼镜。这就如同个子长高了要及时更换衣服尺码一样。当眼镜度数不合适时,戴眼镜视力下降,视远不清晰,会造成眼部疲劳,加重近视进展。因此,为防止近视快速进展,需要及时更换合适的眼镜。有时,虽然近视度没有明显变化,但孩子的瞳距随发育增大,或镜片划痕、镜架损坏扭曲,影响视觉质量,同样需要更换新眼镜。所以,一副眼镜需要定期检查、适时更换。

## 9 为什么近视的孩子每次配镜都要测眼轴?

身体发育快慢用身高来表示,眼球发育的快慢则可以用眼轴来表示。眼轴就相当于眼球的“身高”,正常值是 23 ~ 24 mm。儿童青少年轴性近视,眼轴每增长 1 mm,相当于近视度增长 250 度左右。初次眼轴测量可以协助诊断是属于何种类型的屈光不正,同时建立屈光发育档案,以便后期随访追踪观察眼轴变化和视觉发育情况,并以此为参考指标,及时采取有效的干预措施,尽可能地减缓近视发展的速度。

## 10 儿童有必要配“好的”镜架和镜片吗?

有家长给孩子配眼镜时,认为反正孩子的屈光度经常变化,眼镜戴不了多久就要换，能看清就行了，没必要配好的。其实，眼睛是人体每天都在工作的最精密的光学器官，眼镜相当于每天都要用的特殊光学药物。好的镜片透光率和折射率更好，镜片也更薄，视物清晰且更舒适不容易疲劳。所以不能因为一副眼镜用的时间短就可以不选“好”的镜片。镜架选择戴着更服帖，对鼻梁和耳朵压迫感小，且不容易变形和损坏的就可以了。对于近视的孩子，要根据孩子的年龄以及视功能检查情况，选择功能性镜片，能较好地延缓和控制近视进展，减少发展为高度近视的可能性。这类功能性镜片也是属于“好”的镜片，长远考虑非常值得。

## 11 怎样为孩子选择合适的眼镜框？现在流行大框的眼镜架，适合孩子戴吗？

选择眼镜框应该结合孩子的脸型、屈光度、瞳距等参数综合考虑：①尽量选择轻且软一些的硅胶材质，硅胶镜框弹性大，孩子用起来相对安全也更结实耐用。②镜框的尺寸要与瞳距相符，避免一味贪大，导致镜片重并且影响镜片周边的成像质量。③最好选择带有儿童硅胶鼻托的镜框，孩子的鼻梁发育尚未完全，有鼻托的托辅，眼镜的稳定性更高，配戴舒适度才会更好。④对于瞳距小并且头围宽的小朋友，建议选择眼镜腿有弧度的镜框，这样耳朵和头部压迫感会更轻，更舒服。

## 12 眼镜片的价格与哪些参数有关？

镜片的价格与其材料、折射率、膜层、功能有关。①材料：不同的材料具有不同的光学特性，可以造成不同的视觉效果。②折射率：折射率越高镜片越薄，价位越高。③膜层：膜层会降低镜片表面的反射光，增加透光率，视物更清晰，同时膜层还可以增强镜片防滑抗污能力，并且能有效降低紫外线、蓝光等有害光线对人眼的伤害。④功能:不同设计具有不同的功能,近视管理镜片可以延缓青少年近视发展速度;防蓝光、防紫外线镜片可以防护有害光对人眼的刺激和伤害;抗疲劳镜片可以缓解眼部疲劳;多焦点镜片可以满足中老年朋友对于看远和看近不同的用眼需求。

## 13 儿童的眼镜需要多久换一次?

儿童的眼镜需要多久更换不能一概而论,主要由几方面来确定,如年龄、屈光度变化、是否出现斜视、瞳距变化、镜片磨损和镜架老化损坏情况等。一般要求每3~6个月复查一次。如果有弱视,复诊频率应更高些,可以每1~2个月复查一次。青少年时期是用眼高峰期,由于长期近距离用眼,会出现睫状肌调节痉挛,近视屈光度特别容易快速加深,因此,度数有变化或镜片磨损时要及时换眼镜。远视、散光、屈光参差有弱视的孩子,年龄越小换镜的频率应该越高,有的过半年就需要更换,3岁以下由于眼睛的快速发育,甚至可能3个月就需要换镜。这些都需要请专科医生检查后根据孩子的具体情况来确定。

## 14 成人的眼镜需要多久换一次?

普通的近视眼患者一般两年更换一次眼镜,一是调整度数,二是“更新换代”。眼镜镜面一旦有划痕,会明显影响它的光学矫正性能,所以要定期保养和检查眼镜,并及时更新,使镜片一直处于光洁状态,才能使眼睛不易疲劳,始终处于良好的工作状态。

## 15 医院配镜与眼镜店配镜有何不同?

正规医院为患者配眼镜,并非单纯为配镜而配镜。首先,医院专科医生需要对患者眼睛进行全面健康检查。要排除眼病、精准医学验光,还要根据情况做视功能评估,最后才能给出配镜和日常眼保健的综合方案。眼睛需要系统呵护，特别是儿童，眼健康需要系统管理。在医院配镜后就为孩子建立了屈光档案（或称眼健康档案），形成闭环管理，无论是检查记录还是眼镜质量都能够得到保障，在儿童眼睛的不同发育阶段得到专业的指导，并且有很好的可追溯性。选择专业、能对眼睛呵护一生的眼科医院检查配镜，相当于建立了眼健康档案，可以避免“一锤子买卖”，也避免眼睛接受“东一锤、西一棒”式的处置。

其次，专业眼科医院的眼镜质量，不仅体现在验光和眼镜处方上，还包含在眼镜从发出处方到出厂并戴到脸上的每一个环节中。专业眼科医院出厂的每一副眼镜，都有其专业性并有其严格的加工和质检流程，还要接受监督，而不是“加工质检一体，自己说了算”。比如在镜架的挑选方面，专业人员不仅需要根据配戴者的面部特征，还要根据屈光度以及眼镜的用途去帮助挑选镜架。在镜片的磨制和装配时，也要专业人员根据度数、散光的轴向、瞳距、瞳高等数据精准装配。也就是说，在眼镜出厂的每一个环节都有大量的专业投入和监管监督。只有这样，才能保证眼镜的质量，因为有些质量问题并不一定引起头晕、恶心等明显戴眼镜不适的反应，而可能以视疲劳为代价。儿童可能大多没有不适的抱怨，但却可能带来近视度的加深、弱视治疗的困难甚或斜视的发生。

最后，虽然目前镜片大多是树脂材料，但相同的材质，价格未必相同。价格差别主要体现在膜层，包括做工、对比度、清晰度、防污防雾、坚硬度、耐磨度、透光性等方面，所以，好的镜片相应在价格方面也要贵一些（图 1-11）。

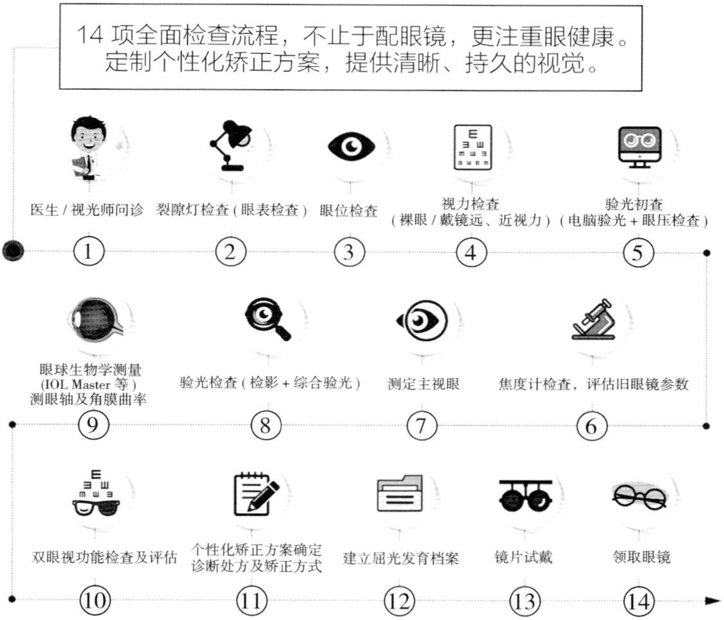


### 专家提醒

从临床情况来看，很多人配眼镜后，会一直佩戴直到眼镜无法使用为止，这种做法并不可取。尤其是学龄前儿童及青少年的眼睛正处于发育阶段，佩戴框架眼镜后每3~6个月需到专业眼科医院复查1次眼健康状况，确定是否需要更换眼镜。而成年人身体已逐步发育成熟，度数已趋于稳定，建议每半年到一年做1次眼健康检查。各年龄阶段，度数变化超过50度均应该更换眼镜。

**图 1-11　科学验光配镜流程**

（刘艳丽　苏　鸣）

# （六）离焦镜近视防控篇

## 1 近视防控眼镜有哪些？

除角膜塑形镜外，能起到减缓近视进展的近视防控眼镜还有角膜接触镜类，如离焦软性角膜接触镜、离焦硬性透氧性角膜接触镜（rigid gas permeable contact lens，RGP）；还有一类是框架眼镜，比如周边多点离焦眼镜（图 1-12）。医生会根据近视患者的年龄、近视度、角膜和眼表健康情况以及日常需求等，建议选择适合的近视防控眼镜及其他防控手段，达到既能看得清晰又能安全延缓近视度快速增长的目的。

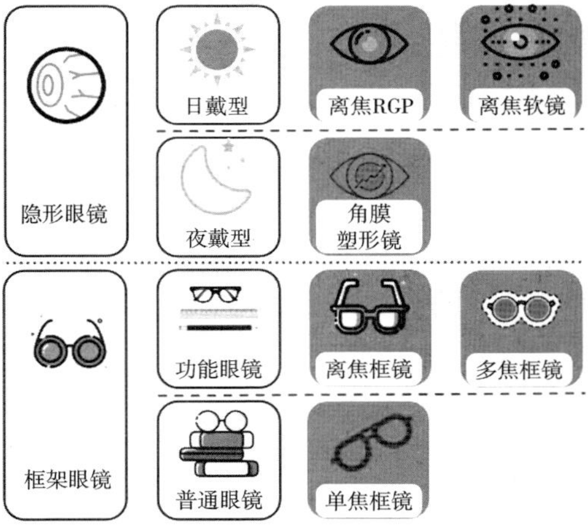


图 1-12　眼镜的种类

## 2 什么是离焦?

离焦是聚焦的反义词。在眼睛屈光的概念中,离焦是当平行光线经过眼睛的屈光介质折射后,形成的焦点没有聚焦在视网膜上,产生的离焦现象。成像焦点落到视网膜前为近视性离焦,落到视网膜后为远视性离焦(图 1-13)。

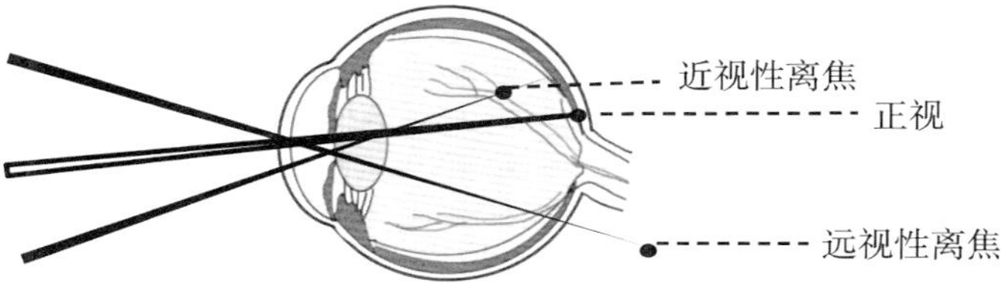


图 1-13 离焦概念

## 3 周边远视离焦和周边近视离焦对近视进展有什么影响?

周边离焦是围绕着中心视力处的周边视网膜的离焦状态。周边远视离焦是物体成像在视网膜后,眼球追焦点向后生长,眼轴容易变长,近视度数增长较快。周边近视离焦是物体成像在视网膜前,则眼轴增长减慢,近视度数增长减缓。

## 4 周边离焦状态能检测到吗?

可以。目前常用的设备是多光谱屈光地形图(multispectral refractive topography,MRT)测量仪(图 1-14)。其是通过先检测视网膜后极部一定范围内各部位屈光,再经过一定的算法,生成彩色的视网膜屈光地形图像,能直观反映视网膜后极部的离焦状态。

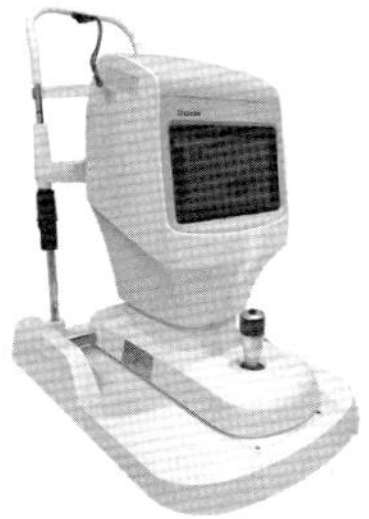

图 1-14　MRT 仪器

## 5 多点离焦框架眼镜和普通近视眼镜有什么差别？

多点离焦框架眼镜，外观上和普通框架眼镜没有区别，但细微观察可以看到在中心光学区周围有许多微小透镜。多点离焦镜片的特殊性，是在满足中心视力的前提下，中心光学区周围有不同于中心区屈光度的微透镜。这些微透镜将近视患者戴普通单光近视眼镜时周边的远视离焦转变为近视离焦，从而控制由于周边远视离焦引起的眼轴增长，减缓近视度快速增长。普通镜片不管是球面还是非球面都没有矫正周边远视离焦的作用，仅帮助患者减轻因视物模糊（形觉剥夺）引起的近视度增长和视疲劳（图 1-15）。

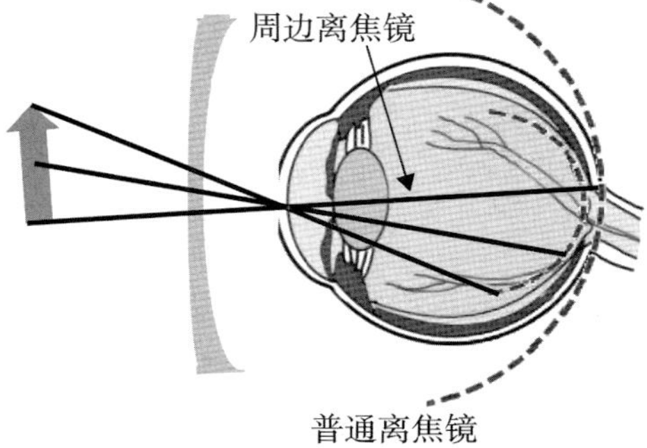


图 1-15　离焦镜控制近视原理

## 6 近视的小朋友都可以戴离焦框架眼镜（俗称近视防控框架眼镜）吗？

离焦框架眼镜可以控制近视度快速增加，但不是所有近视的小朋友都适合配戴。例如，有明显斜视、戴眼镜矫正视力不良、近视度较高首次配镜、试镜时有不适感以及戴眼镜习惯不好不配合的近视儿童，都暂时不适合验配离焦框架眼镜。

## 7 近视防控框架眼镜可以摘摘戴戴吗？

专业的近视防控框架眼镜的镜片是特殊设计的，如多点离焦镜片，通过改变周边光线离焦状态，达到控制眼轴增长、延缓近视增长的效果。所以，必须经常配戴才能起效，每天除洗漱和睡觉，其他时间都要连续配戴，并应经常关注眼镜架位置，保证中心光学区与眼睛位置一致。只有规范地配戴眼镜，才能起到防控效果。

## 8 戴周边离焦框架眼镜需要多长时间复查？

首次配镜，建议戴眼镜 1 个月后复查，以检查戴眼镜习惯、眼镜位置、戴眼镜视力等。以后每 3 个月复查一次，检查视力、眼轴及屈光度变化，观察近视控制效果，并纠正不良用眼习惯，确定是否需要升级防控措施。

## 9 戴上专业的近视防控眼镜，就可以保证近视度不增长吗？

不能。每个人眼底离焦状态不同，对防控眼镜的应答也不一样。再者，近视度的增加，与遗传因素、平时用眼强度和用眼环境也有很大关系。所以，配戴了专业的近视防控眼镜，并不是进入了近视防控的"保险箱",仍然必须纠正不良的用眼习惯,定期到医院检查监测。就好比糖尿病患者,吃了降糖药,也要控制饮食一样。

## 10 戴近视防控框架眼镜,每年近视度增长多少就达到控制目标了?

近视防控框架眼镜中的周边多焦点离焦镜片可以减缓近视度增长,理想的控制目标是每年近视度增长控制在-0.50D也就是50度以内。近视度增长受多种因素影响,如年龄、户外光照、近距离用眼时间及距离、父母是否高度近视等。比如年龄越小,近视度增长会越快,越不好控制,但也越需要尽早使用离焦镜。因此,近视度增长受多种因素影响,有明显的个体差异,但与单焦眼镜相比,都有一定的控制效果。个体配戴周边离焦眼镜前后,眼轴和近视度增长速度也大多有所差异。

## 11 戴近视防控框架眼镜,向边上看东西模糊是怎么回事?

周边多焦点离焦近视防控镜,镜片中央光学区与配戴者的近视度相匹配,而镜片周边区域,是由很多个在配戴者近视度基础上加了远视度的微透镜,因此,通过周边微透镜看东西有些模糊。及时调整眼镜架的扭曲变形,保持眼镜架位置合适,通过微微转头而不是过度转动眼球来看周边的物体,就可以避免看东西模糊的情况了。

## 12 还没有近视的孩子,可以戴周边离焦框架眼镜预防近视吗?

可以。检查发现远视储备明显低于相应年龄应该有的远视,特别是眼轴增长较快，评估近视风险较大时，就可以在近视发生前、远视力还正常时提前验配周边多焦点离焦框架眼镜，达到减缓眼轴增长、推迟近视发生的目的。但要注意，并非所有品牌的周边离焦眼镜都可以用于远视储备不足的预防。需要经非常专业的医生检查、验光，综合评估后方可验配。

（张　亚　苏　鸣）

## （七）角膜塑形镜近视防控篇

### 1 孩子近视了，有不戴眼镜的方法吗？

如果配戴角膜塑形镜，既可以矫正屈光不正，又可以白天不戴眼镜。孩子近视又不想戴眼镜，可以到专业眼科医院，经眼科医生详尽检查，确定为真性近视，近视度 600 度及以下且角膜眼表健康，年龄 8 岁以上，就可以选择夜戴角膜塑形镜。配戴后不仅白天视力正常，不需再戴框架眼镜，还能起到较好的减缓近视度增长的防控效果。

### 2 什么是角膜塑形镜？

角膜塑形镜是一种特殊设计的高透氧硬性隐形眼镜。晚上睡觉时戴到角膜上，晨起摘下（图 1–16）。镜片在夜间睡眠时暂时性地改变角膜形态，以达到白天不需要戴框架眼镜便能看清楚的作用。这种角膜形态的变化和矫正近视的作用，有赖于每晚的持续戴眼镜。如果停戴，角膜形态将逐渐恢复到原来的形态，视力也恢复到戴眼镜前。角膜塑形镜在矫正近视的同时，可以形成良好的视网膜周边近视离焦，达到控制和减缓近视进展的目的，是目前矫正儿童青少年近视光学手段中，控制、减缓眼轴增长和近视度增加的有效措施。

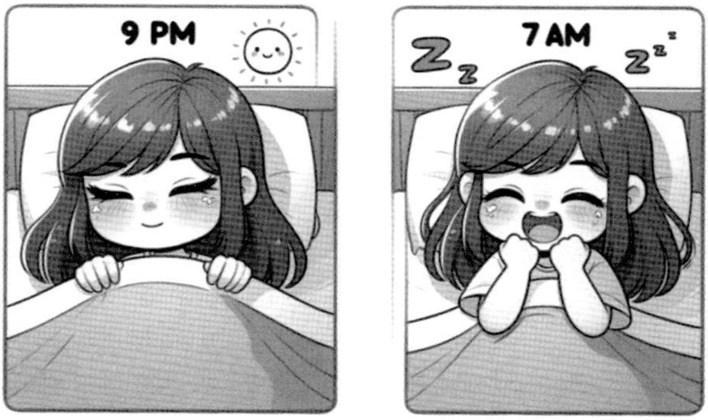


睡眠时塑形，暂时矫正近视　　清晨醒来摘镜，视力清晰

图 1–16　角膜塑形镜

## 3 角膜塑形镜控制近视发展的原理是什么？

角膜塑形镜镜片是反角膜形态设计的角膜接触镜，所以每个人的镜片参数都需要根据个人角膜形态进行个性化设计。通过配戴合适的角膜塑形镜，角膜中央部分的曲率较戴眼镜前相对更平坦。角膜变平后，减弱了对光线折射的聚集作用，使入射到眼内光线的焦点从视网膜前刚好移到视网膜上，从而达到矫正近视、提高裸眼视力的效果。同时角膜塑形镜能形成很好的周边近视离焦，也起到减缓眼轴增长、减缓近视度增加的效果（见彩图 1–1）。

## 4 角膜塑形镜是如何形成周边近视离焦的？

塑形镜控制近视的原理，目前多数学者以周边离焦的学说来解释。配戴普通单光框架眼镜，外界物像的光线通过眼镜和眼睛，中央部分成像在视网膜上，而周边部分由于普通单光近视眼镜镜片和眼球视网膜成像面的曲率半径不同，使得周边物像成像在视网膜后方，出现远视离焦。由于人眼有向焦生长的特点，因此眼轴有向视网膜后方焦点方向增长的趋势。而角膜塑形镜使中央角膜变平，中周部角膜变陡，使视网膜周边远视离焦状态转变为近视离焦状态，从而减缓眼轴发展。这就是角膜塑形镜能够有效控制近视度数加深的原理。

## 5 哪些人群适合配戴角膜塑形镜？

角膜塑形镜配戴是有条件的，并不是所有孩子都能戴（图1-17）。验配角膜塑形镜的基本要求如下：近视儿童年龄应在8岁以上；近视度在600度以下；眼部健康且无全身疾患；近视度增长较快或有白天摘镜需求和配戴角膜塑形镜的意向，理解角膜塑形镜的作用机制；家长和孩子依从性好，讲究个人卫生，能遵医嘱按时复诊及更换镜片。

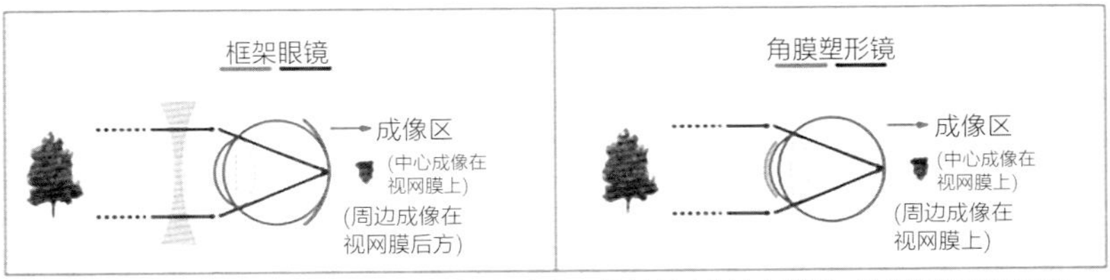


临床研究证明，角膜塑形镜通过减少周边远视离焦，抑制眼球的过度增长，控制近视度数加深。

### 角膜塑形镜适应人群及范围

- 8岁以上，600度以下近视，眼部状况健康，卫生习惯良好，希望控制近视发展的青少年。
- 不愿配戴框架眼镜，或职业要求不能配戴普通隐形眼镜的近视患者。
- 需通过视力体检，但又不愿或不能接受近视手术的中低度近视人群。

图1-17　角膜塑形镜适应人群

## 6 戴角膜塑形镜安全吗?

角膜塑形镜本身是安全的。首先,角膜塑形镜的验配需要经过严格检查后,由医师和视光师进行评估,选择符合个人需求和角膜形态的镜片,并且需要经过试戴观察镜片配试状态,了解孩子的试戴感受和效果,才能定制镜片。镜片的任何一个参数不合适,都可能增加不安全因素。其次,家长和患儿必须认真听取配镜师讲解,学习掌握配戴及护理知识和方法,严格按照规范操作要求摘戴眼镜片和清洗消毒镜片并定期做常规复诊。最后,在配戴过程中,如遇眼部不适或感冒、发热等身体不适,要立即停戴并尽快寻求专科医生的帮助。做到以上几点,配戴角膜塑形镜是安全的。

## 7 角膜塑形镜能治好近视吗?

目前,尚没有能够治愈近视的方法。近视眼屈光手术只是摘掉眼镜,已经形成的眼轴和眼底变化是不能改变的。同样,角膜塑形镜也不能治愈近视,只是通过夜晚戴眼镜对角膜的塑形作用暂时消除近视,白天可以拥有很好的裸眼视力,一旦停止配戴,角膜形态将逐渐恢复而表现出近视,回到原来看不清楚的状态。配戴角膜塑形镜的主要目的,并不是摘掉眼镜,而是在于戴眼镜后可以形成周边近视离焦,可以很好地延缓近视进展。因为,防止已经近视儿童的近视度快速发展、避免成为高度近视、减少高度近视并发症是儿童青少年时期近视防控的最后一道关卡。

## 8 哪种品牌的角膜塑形镜好呢?

角膜塑形镜的品牌众多,每种品牌都有各自的设计特点,对不同的角膜形态有所侧重,目的是达到最好的角膜吻合度。因此,只要镜片的材质透氧率达标,品牌并不是关注重点。医生需要通过一系列检查,结合孩子的眼睛参数指标进行评估,确定使用哪种设计的镜片进行试戴,经试戴调整选取适合的镜片参数。在参数合适的前提下,可以根据价格挑选。贵的镜片当然会有一些优点,比如舒适性或透氧性方面会有优势。总之,不能单以价格确定品牌,并不是越贵的越好,而是适合的才是最好的。

## 9 戴角膜塑形镜有什么不良反应?

角膜塑形镜不是人人都可以配戴的。首先,需进行严格的检查,符合适应证且没有禁忌证的情况下,再通过医师和视光师评估试戴才能定片。最常见的不良反应是角膜上皮点染,也即少数角膜上皮细胞失去完整性而出现的角膜上皮着色。轻度点染无症状,大多不需停戴、无须处理,一般 24 小时内恢复。面积较大的着色可能有眼红、畏光和异物感,需要停戴并尽快看眼科专业医生,大多经使用促进角膜上皮修复的滴眼液在 1 周内恢复。出现上皮着色,要特别注意卫生,只要不发生感染,上皮细胞恢复后不留瘢痕。如果出现角膜感染,治疗不及时可能造成角膜的不可逆损伤。只要规范摘戴、按要求清洗消毒镜片,注意个人卫生、定期常规复诊、不戴过期镜片,一旦有眼红、眼异物感和畏光等表现立即停戴并及时看医生,就可以最大限度地发挥角膜塑形镜控制近视发展的优势,避免角膜感染等严重不良反应。

## 10 配戴角膜塑形镜需要注意什么?

配戴者在戴镜和摘镜前都要严格注意手卫生、勤修剪指甲,在流动的水下,取适量皂液(肥皂)使用七步洗手法洗手;每次戴镜片之前,应仔细检查镜片有无破损、污染及眼镜水是否有沉淀物;严格分清左、右眼镜片,遵守先右后左原则,避免混淆;晨起摘片时确认镜片在角膜上,勿让吸棒直接吸在角膜上;一定使用正规渠道购买的专用硬镜护理产品清洗镜片，定期消毒及去除蛋白；即便没有任何不适，也应按时常规复查；生病期间暂停配戴；养成戴镜前观察自己眼睛的好习惯，发现任何异常或有任何眼部不适，均应停戴并立即与医师联系，有条件立即到医院接受检查。

## 11 哪些人不适合戴角膜塑形镜？

角膜塑形镜是一种特殊设计的硬性隐形眼镜，有严格的禁忌证：年龄 8 岁以下，患有眼表疾病如角膜结膜炎、重度干眼、睑板腺异常；角膜手术、外伤史；其他眼部疾病（泪囊炎、眼睑疾病、青光眼等）；患有全身性疾病造成免疫低下（急、慢性鼻窦炎，糖尿病，类风湿关节炎，精神心理疾病等）；有接触镜护理液过敏史；孕妇、哺乳期或近期计划怀孕者；正在使用可能会导致干眼或影响视力的药物者等。所以，能不能戴角膜塑形镜，还要经过和医生的详细交流和全面检查评估。

## 12 为什么要定期更换镜片？

角膜塑形镜所用的材料是高透氧硬性接触镜材料。使用寿命为 1.0 ~ 1.5 年，实际应用当中，即使戴镜者的护理依从性很好，镜片上的蛋白质沉淀还是会不断增加，不仅导致镜片的透氧性越来越低，而且沉积在镜片上的蛋白等沉淀物质会增加过敏风险。再有，镜片戴用一年左右会出现程度不同的变形、表面划痕、沉淀物等，都会导致矫正效果下降。孩子自身屈光度的变化，也会造成镜片的压力不够，影响近视控制效果。所以，为了保证眼睛的健康及良好的控制效果，一定要定期更换镜片，具体的更换时间，医生会根据镜片磨损程度、孩子眼睛的情况随时调整。

（靳敏肖　苏　鸣）

# （八）低浓度阿托品近视防控篇

## 1 阿托品滴眼液有什么作用？

阿托品是一种平滑肌松弛剂。常规浓度（0.5% ~1.0%）的滴眼液用于眼内睫状肌麻痹，可以解除调节痉挛，是辨别真假近视或者获取真实屈光度最常用的眼部用药。用于儿童散瞳验光，已有200多年的历史。近年来低浓度（0.01% ~0.05%）的阿托品滴眼液逐渐应用到近视防控中，作为目前公认的控制近视效果较好的方法之一，低浓度阿托品越来越被人们所熟知。临床研究显示，长期滴用低浓度阿托品，能起到减缓眼轴增长及近视进展的效果，是一种安全、有效的近视干预手段。

## 2 为什么低浓度阿托品有控制近视发展的作用？

阿托品是从颠茄和其他茄科植物提取出的一种有毒的白色结晶状生物碱，为竞争性毒蕈碱型受体（M受体）阻断剂。目前研究显示，眼部滴用阿托品，其对M受体的拮抗作用可以阻断脉络膜平滑肌收缩，进而调节脉络膜厚度；还可能通过脉络膜、视网膜色素上皮或巩膜中的M受体发挥作用，影响巩膜纤维层厚度；阿托品还可能刺激多巴胺释放引起脉络膜增厚、清除原有促进眼轴生长的信号，从而抑制近视的进展。低浓度阿托品滴眼液是目前唯一经循证医学验证，能有效延缓近视进展的药物。其减缓近视进展呈浓度依赖性，同时对近视控制具有积累效应。

## 3 使用低浓度阿托品滴眼液安全吗？

在使用阿托品前需要经过眼科医生的全面检查评估，排除使用禁忌证。迄今为止，在低浓度阿托品滴眼液防控近视进展的研究中，尚未发现与药物使用相关的严重全身不良反应。眼部不良反应症状轻微，发生率较低，主要是用药次晨有轻度畏光和视近模糊。这些表现随着用药时间延长耐受良好。使用低浓度阿托品后需遵医嘱按时复诊，监测用药后的视功能变化和眼部反应（瞳孔、眼压）等，如出现不适症状及时就诊，及时停药并对症处理。做到这些，目前使用低浓度阿托品滴眼液防控近视是安全的。

## 4 使用低浓度阿托品滴眼液前需要做哪些检查？

使用低浓度阿托品前需要做如下临床检查：裸眼视力与最佳矫正视力；主观验光和睫状肌麻痹验光；调节幅度、调节灵活度、调节反应；眼前节健康状况（尤其关注泪膜破裂时间、泪液分泌试验以及有无眼部炎症）；瞳孔对光反应、瞳孔直径；眼位，眼轴长度；眼压、眼底及色觉检查。

## 5 哪些孩子适合使用低浓度阿托品滴眼液？

伴有近视快速进展危险因素的儿童应在矫正视力的同时早期使用。如高度近视家族史、近视发病年龄早、近视初始屈光度高、使用离焦眼镜或角膜塑形镜效果不满意（如眼轴长度年增长量≥0.4 mm 或近视屈光度增加≥0.75D）等，都可以在检查没有禁忌证的情况下规范使用。目前文献报道使用人群年龄为 4 ~ 16 岁。对于小于 6 岁的儿童，用药需更加严格的检查、监控和随访。同时，家长要能理解低浓度阿托品滴眼液的作用机制和实际效果的差异，依从性好，能及时、定期按照要求复诊。

## 6 哪些孩子不能使用低浓度阿托品滴眼液？

患有青光眼或有青光眼家族史、眼压>21 mmHg、对莨菪碱成分过敏或有过敏史、心脏病（特别是心律失常、充血性心力衰竭、冠心病、二尖瓣狭窄）、呼吸系统异常者（哮喘等）、瞳孔异常、视网膜锥杆细胞营养不良或视网膜色素变性等儿童青少年近视者不能使用。有调节力低下、眼或全身色素轻度异常（如白化病）、伴有轻度畏光症状的眼病（如角膜炎）等情况要慎用。

## 7 低浓度阿托品滴眼液应如何使用?

目前常用的低浓度阿托品大多采用无防腐剂单支小包装，常温避光储藏。开启超过 8 小时必须弃用。每日睡前滴入双眼，每眼各一滴。滴药方法为拉开下睑，滴入靠外眦角结膜囊一滴，压迫内眦角泪囊区 3～5 分钟。初次使用 1 个月复诊，以后可以每 3 个月复诊一次，有情况随时复诊。建议连续用药至少两年，根据医生医嘱停药，建议逐渐减量后再彻底停药，以降低“近视反弹”的风险。

## 8 使用低浓度阿托品滴眼液有哪些不良反应?

常见不良反应：畏光、视近不清，多出现于用药后 3～5 天，可戴遮阳帽缓解畏光症状；视近不清晰可通过配戴近视附加眼镜或者做调节功能训练，大部分孩子在一周左右可以适应；少数患儿有面部潮红、全身一过性发热表现，一般与滴药方法不正确、没有正确按压泪囊区有关；极个别患儿有过敏性结膜炎、眼压升高，需要停药，由医生对症处理，观察治疗。

（靳敏肖　苏　鸣）

# （九）视功能训练篇

## 1 什么是调节功能？

调节功能是指为了看清近距离的目标，通过睫状肌收缩改变眼内晶状体弯曲度，从而增加眼内屈光力的功能。好比我们用照相机照相，为了照得清晰，需要调焦，当照相机的调焦能力失灵，照片就会模糊。人眼也是一样，当眼调节能力下降，也会出现视力模糊，容易视物疲劳，工作能力下降。这种情况可以通过一些辅助训练，锻炼眼睛的调节功能，使我们看远、看近清晰自如。

## 2 什么是双眼视觉？

双眼视觉是我们看到的物体落在两只眼视网膜对应点上，并通过神经传入大脑，大脑将两只眼看到的物像加工，综合成一个完整的、具有立体感的像的过程。完善的双眼视觉需要具备3个条件。①知觉条件：两眼看到的物体形状、大小、颜色、明暗需要一致或相似，并且两眼能够分别恒定地注视同一目标，两眼看同一目标时清晰度一样或相近，能够把同一目标融合成同一物体。②运动条件：眼球运动，要保持两眼在各方向上协调一致，注视远方时两眼视线能够达到平衡，注视近物时，两眼要能协调地使用集合与分开。③大脑中枢必须发育正常，能够将视觉及其他感觉器官得来的信号加以整合、分析，然后再通过神经系统传出信号，调整眼球的位置。

## 3 为什么要做双眼视功能检查？

人的两只眼睛并非简单的单眼视觉叠加，而是有一个建立在双眼聚散功能等基础上,可以提供良好的立体视觉感受的复杂工作体系。日常生活中,我们需要看不同距离的物体,需要调节、聚散功能的参与,需要大脑对这些功能有正确的感知。良好的视功能不仅帮助我们清晰看远,还能持久舒适阅读。双眼视功能检查可以反映双眼协同工作的能力和状态。平时如果出现眼睛易疲劳、看近模糊或看近后看远模糊、看近不持久、读书容易串行、近视度数增长较快等情况,都可能是双眼视功能出现问题,需进行视功能检查,针对具体问题和原因进行双眼视觉异常处理。

## 4 视功能的检查方法有哪些?

人双眼视物分为三级视功能:同时视觉功能、融合功能、立体视功能。具备三级视功能,我们看到的物体才具有立体感、定位才能够精准。三级视功能的检查可用同视机进行检查,一般 3 岁以上小朋友可以配合检查。目前也有一些软件及训练工具可以检查三级视功能。形成良好的三级视功能还必须具备良好的调节和集合功能,调节和集合功能可以通过综合验光仪测出。

## 5 孩子近视与双眼视功能异常有关系吗?

有关系。有些孩子近视度数不高,但暗藏隐患。眼睛是一个复杂的生物光学器官,视力不好有多种影响因素。双眼视功能检查通过对双眼调节功能、集合功能、眼球运动协调性等的检查,发现异常,从功能角度寻找孩子发生近视的原因。因此,通过双眼视功能检查和相应训练可以使视觉功能得到有效恢复,缓解视疲劳,也可以起到近视控制的作用。

## 6 什么是双眼视觉训练?

视觉训练是指利用光学或心理物理学等方法,对眼睛视觉系统（包括调节、聚散、眼球运动以及他们之间的关联运动）产生一定的认知负荷，通常这一负荷高于日常需求，从而提高视觉系统的视觉功能、提高视觉舒适度，达到改善及修复双眼视异常的目的。

## 7 视觉训练可以改善哪些症状？

视觉训练可以改善以下症状：看书、过度用眼工作后头痛、困乏；注意力不集中、工作学习效率低；阅读速度慢、记不住读过的东西；从黑板抄写笔记困难；看近时间长后看远不清，看远后看近也不清楚；阅读后眼睛疲劳、眼痛、眼酸、眼干、不舒服、视物重影；阅读时文字移动、跳动、游动或在纸面上漂浮；阅读时偶尔会丢字、落字、“串行”。如有上述症状，要进行眼科和双眼视功能检查，在排除眼病和明确了双眼视功能的问题后，有针对性地进行视觉训练（图 1–18）。

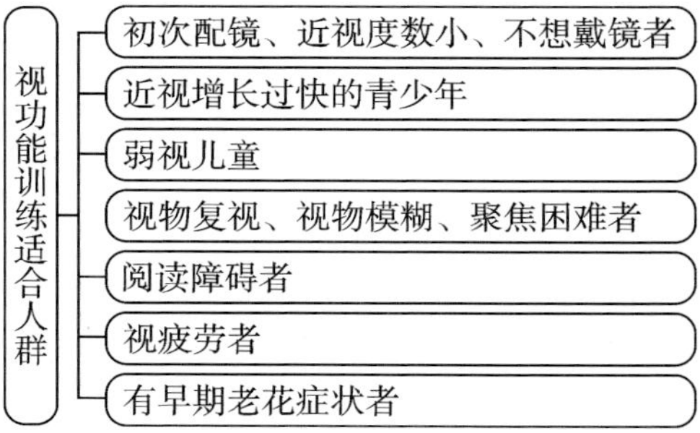


图 1–18　视功能训练适合人群

## 8 成人做训练有用吗？

有用。若发现双眼视功能出现障碍，可制订相应视觉功能训练方案，利用训练工具对眼睛视觉系统进行锻炼，提高视觉功能、视觉舒适度，还可以缓解一些早老花的症状，推迟老花眼的出现。

（张　亚　苏　鸣）

# (十)低强度红光近视防控篇

## 1 低强度红光照射治疗的原理是什么?

低强度红光照射辅助治疗儿童青少年近视的原理尚未完全阐明。目前临床研究显示接受低强度红光照射治疗的儿童青少年脉络膜厚度增加。推测低强度红光照射治疗可引起脉络膜血流增加,进而增加脉络膜厚度、血液循环及供血量,有助于改善近视眼眼底相对供氧不足的问题,抑制近视眼眼轴过快增长,从而起到控制近视进展的作用。

## 2 近视儿童都可以使用低强度红光照射吗?

使用低强度红光照射控制近视儿童近视进展,其长期安全性尚未得到证实。目前,必须在眼科医生诊疗基础上按照处方使用。根据现有获批医疗器械注册证的红光照射设备说明书,低强度红光照射的适用范围为:①3 ~16 岁近视相关儿童青少年;②宜用于近视度数快速进展(≥0.75 D/年),且对其他防控手段不敏感者;③3 ~6 岁儿童应该在医师指导下谨慎使用。目前,出于安全性考虑,不宜作为未近视儿童的常规预防使用。使用过程中,必须到专业眼科做定期检查。总之,目前低强度红光照射用于近视防治不是首选,特别是低龄儿童,由于应用周期可能比较长,一定要谨慎采用。

## 3 低强度红光照射的禁忌证有哪些?

低强度红光照射的禁忌证如下:①有光过敏史的患者。②有眼部疾病,如中、重度干眼,以及感染性结膜炎、角膜疾病、白内障、葡萄膜炎、玻璃体视网膜疾病、黄斑疾病、视神经受损、先天性视神经发育异常或其他眼部疾病者，以免造成严重的眼组织损害，炎症加重或复发，诱发严重的不良反应。③有眼或全身自身免疫性疾病，如红斑狼疮、皮肌炎、干燥综合征等。④全身性疾病，如高血压、糖尿病、白化病、惊厥或惊厥病史、抽动症、中枢神经系统发育不完善、银屑病与癫痫、精神心理疾病等患者。⑤正在使用低浓度阿托品滴眼液点眼进行近视控制，或应用睫状肌麻痹剂进行验光检查期间的儿童也不宜使用低强度红光照射。

## 4 低强度红光照射能自行应用吗？

低强度红光照射必须在专业眼科医生的指导下，通过正规途径应用。

应用前家长应详细报告孩子的身体情况及近视发生发展的情况，完善身体和眼部检查，排除禁忌证且符合适应证的前提下才可以使用，并要按医嘱观察和复诊。

## 5 使用低强度红光前应该做哪些检查？

使用低强度红光前所做的眼部检查非常重要，一是对目前眼健康情况和近视及其进展情况的评估，以确定适应证和禁忌证；同时检查结果作为基线数据，用于评估使用低强度红光照射后的效果以及是否有不良反应，是未来安全的保障，所以一定不能省略。检查包括视力（裸眼视力、矫正视力）、色觉、眼压、眼位、裂隙灯显微镜下眼前节检查、屈光度、眼轴长度、角膜曲率、眼底彩照及黄斑部光学相干断层扫描（optical coherence tomography，OCT）影像（包括脉络膜厚度）。有条件的情况下应加查下列项目：调节集合功能、三级视功能、泪膜破裂时间、泪液分泌试验、对比敏感度、黄斑部光学相干断层扫描血管成像（optical coherence tomography angiography, OCTA)、中心视野及多焦视网膜电图(multifocal electroretinogram, mERG)等。

## 6 使用低强度红光后什么时间复查?

首次使用低强度红光照射后应在1个月内复查。之后至少每3个月复查1次。使用过程中还应注意记录后像反应(使用后眼前有彩色光圈)时长和其他不良情况,留好复查资料以备前后对比。使用过程中出现任何情况或疑问即刻寻求医生。

## 7 低强度红光治疗仪器品牌众多,应该如何选择?

低强度红光治疗仪器应选择已获得国家药品监督管理局Ⅱ类医疗器械注册证的设备,仪器说明的适用范围应明确包括近视辅助治疗。按照医疗器械监督管理条例规定,设备产品说明书应注明光源性质、波长、功率。设备应具备安全性与有效性的基础研究和临床研究数据的支撑证据。目前已发表的临床研究报道的低强度红光照射仪器光源输出功率多为(2.0±0.5)mW,应在不高于2 mW或国家药品监督管理局关于设备批件规定的输出功率下使用。低强度红光照射应按照国家强制标准(GB 7247.1—2012)在自然状态瞳孔直径下进行,入眼功率(即进入瞳孔的光功率)不应高于0.39 mW。

## 8 低强度红光治疗可持续使用多长时间?

根据现有研究文献报道,低强度红光照射辅助近视应用,1年研究周期内尚未有眼组织功能性和结构性损伤的报道。目前,长期低强度红光照射是否会造成眼部结构与功能性损害尚不可知。鉴于相关干预的安全性证据尚待持续研究,应在随访中尽可能增加黄斑部光学相干断层扫描(包括脉络膜厚度)以及mERG等安全性指标的检查,以最大限度确保照射眼的安全。低强度红光照射治疗过程中可出现后像时间过长，一般后像在6分钟以上才消失者需密切关注。

（靳敏肖　苏　鸣）

## （十一）高度近视篇

### 1 高度近视是近视多少度？

高度近视是指近视度数超过600度，其危害性较大。高度近视除看不清楚物体外，眼部还会有一系列的病理变化，故常将高度近视等同于病理性近视或退行性近视来对待。

### 2 高度近视有什么危害？

高度近视容易引发很多严重并发症，大部分会致盲，是成人常见的致盲原因之一，在我国致盲性疾病中占第6位。高度近视常见的眼部并发症有：后巩膜葡萄肿；视网膜萎缩变性、出血和裂孔；视网膜下新生血管；视网膜脱离、白内障、青光眼；玻璃体变性或液化等（见彩图1-2）。

### 3 高度近视会不会遗传？

目前研究已发现多个近视致病基因与高度近视和病理性近视相关联，父母可通过遗传方式把致病基因传递给后代。如果家族中父母及其他直系亲属患有高度近视，子女患高度近视的可能性很大。另外，相同的生活环境和学习生活习惯，同样可以影响下一代，如喜欢看书、弹琴或绘画等的家庭，父辈的生活习惯同样影响着下一代。

## 4 为什么高度近视不能做剧烈运动?

高度近视患者眼轴被拉长,玻璃体容易变性液化导致玻璃体后脱离,脱落的玻璃体容易牵拉视网膜形成裂孔。高度近视的患者并发视网膜裂孔或网脱的危险高于正常人,所以高度近视患者应尽量避免眼部碰撞和剧烈运动,如跳水、蹦极、拳击、跳高及游乐园里的过山车等剧烈摇晃的游戏,以减少视网膜撕裂、脱落的风险。

## 5 高度近视对未来职业有没有影响?

高度近视者在选专业时会受到一定限制。一般不建议从事公安、军事、飞行、航海、消防、刑事科学技术、侦察、地质、运动训练、烹饪等职业(图 1–19)。

高度近视不仅会对孩子的眼健康构成严重的威胁,还限制了孩子未来择业就业的选择权利

1 裸眼视力单眼(任一眼)矫正到 4.8 且镜片度数高于 800 度的,将无法报考材料类、环境能源类等专业

2 裸眼视力单眼(任一眼)矫正到 4.8 且镜片度数高于 400 度的,将无法报考生物(生物技术生态学、生物科学等)、医药类(动物医学、生物医学等)及环境类专业

图 1–19 高度近视择业前景

## 6 高度近视了怎么办?

如果已经是高度近视,更要重视控制减缓近视进一步发

展，以免发展成超高度近视。日常生活学习中，要坚持3个20原则，即看书学习等近距离用眼20分钟，要向20英尺（6米）远注视至少20秒。积极参加户外非剧烈运动的活动。应特别注意合理用眼，避免过度用眼与不良视觉刺激。定期做眼部检查，特别是眼底检查，如发现视网膜变性等高度近视早期并发症应积极干预治疗，减少发展成为严重致盲性并发症的可能性。处于发育期的儿童青少年，达到巩膜加固手术的适应证，应积极接受后巩膜加固手术，以减少发生高度近视并发症的可能性。

## 7 高度近视都有哪些临床表现？

高度近视的患者视力下降明显，甚至戴眼镜视力也不能达到正常，容易有眼疲劳，可能出现飞蚊症、视物变形、色觉异常等表现。当眼底出血、裂孔甚至脱离时出现戴眼镜视力急剧下降、眼前黑影遮挡、闪光感等现象。高度近视由于眼轴拉长，眼外肌受其影响，可以造成眼位偏斜，可能出现固定性内斜视（见彩图1-3）。

## 8 高度近视就是病理性近视吗？

高度近视可分为两类：一类是单纯性高度近视，这类近视虽然度数高，但成年后可趋于稳定，矫正视力一般正常或接近正常，眼部损害较轻或发生较晚。另一类是病理性近视，这类近视成年后度数仍会不断加深，常早期出现一系列的眼部病变，导致不同程度的视觉损害，甚至失明。

## 9 高度近视能做近视手术吗?

目前,屈光手术能满足部分高度近视患者的手术要求,达到摘镜的目的。如果近视度过高或患者角膜厚度不够,就不能选择角膜屈光手术,需要考虑眼内屈光手术,即有晶体眼的眼内人工晶体植入术(ICL)。需要注意的是,高度近视患者在接受屈光手术后,虽然能摘掉眼镜获得良好视力,但不能解决高度近视眼底组织的病理性改变问题。术后仍应该继续关注眼底,每半年进行一次眼部检查。如有不适症状如视力下降、黑影飘动、闪光感等表现时应即刻就医。

## 10 什么是后巩膜加固术?

后巩膜加固术是将一定形状的生物材料,放置在眼球后部黄斑中心凹对应部位,通过物理作用加固巩膜,并通过生物材料刺激加强眼球后部血液循环,提供充足营养(图 1-20)。后巩膜加固术可以有效地延缓眼轴拉长,改善视网膜病变。主要适用于进展性近视,尤其是伴有后巩膜葡萄肿、视网膜劈裂的高度近视患者。

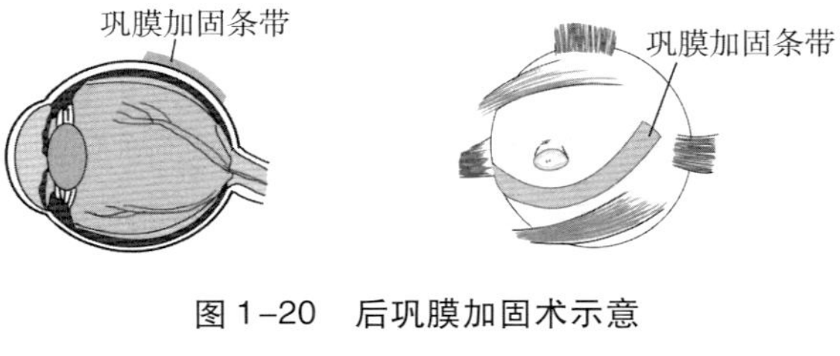


图 1-20　后巩膜加固术示意

(孙艳华　苏　鸣)

# （十二）斜视篇

## 1 什么是斜视？

斜视是双眼视轴不平行，一眼注视目标，另一眼视轴偏离注视目标以外的方向的一种眼病。斜视与视觉发育异常、眼部肌肉解剖异常、双眼视觉功能和眼球运动异常有关。发病率约3%。斜视的分类方法有多种。根据眼球偏斜方向，分为水平斜视（内斜视、外斜视）、垂直斜视、旋转斜视和混合型斜视；根据发病年龄分为先天性斜视和后天性斜视；根据眼球转动是否正常，分为共同性斜视和非共同性斜视；还有根据病因的分类等（图1–21）。

眼睛位置不对称　　　　歪头视物

图1–21　斜视示意

## 2 斜视有什么表现？

斜视的表现多种多样。低龄儿童，斜视可能被家长发现，孩子自己并没有任何不适表现。有的儿童斜视，并不一定有明显的眼睛偏斜，而是出现以下表现，比如孩子在户外强光下喜欢闭上一只眼睛；专注看东西时喜欢歪头、侧脸或仰头低头；看精细物品或读写时出现两眼“对眼”。以上都可能是某种斜视的表现，有上述任何一种情况，都应及时带孩子到医院检查。年龄较大的儿童和青少年，斜视除可能有上述表现外，还可能有视物重影即复视，也应及时就医(图 1-22)。

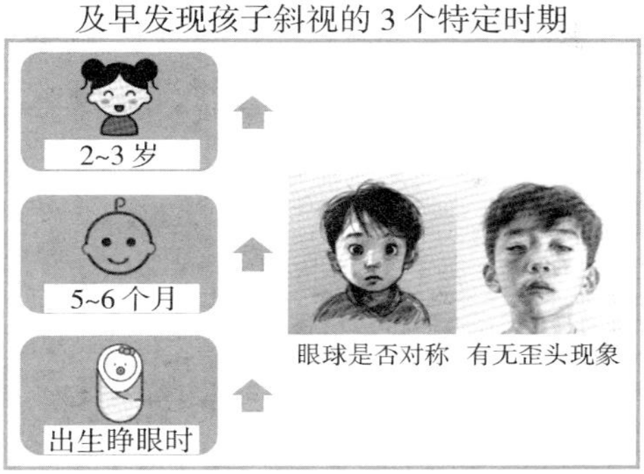


图 1-22 斜视发病时期

## 3 斜视的危害有哪些?

儿童斜视不仅会影响视力,形成斜视性弱视,更重要的是影响双眼视觉,包括双眼同时看东西的能力、双眼融像能力和立体视觉。这将影响孩子将来就业选择,如驾驶、绘图、物理、建筑、医学等需要精细用眼的工作都会受到影响;严重的还会影响日常生活;由于长期歪头、侧脸视物,出现面部发育不对称、脊柱侧弯等;由于斜视外观和身体发育缺陷,影响心理健康,出现孤僻、自卑的心理,以至于影响正常工作生活和社交。

## 4 斜视有哪些治疗方法?

斜视治疗方法包括手术、戴眼镜、使用三棱镜、眼外肌药物注射、视觉训练等。具体的治疗方式,需要考虑斜视的类型。因此,首先要明确诊断,家长应提供孩子的病史,包括出生史、全身疾病史、斜视发生时间和表现、斜视后发展变化情况等。专科医生根据病史进行相关检查，重点是验光检查屈光度、斜视度检查和双眼视觉检查。一般先天性内斜视和麻痹性斜视需要早期手术；调节性内斜视需要戴眼镜治疗；斜视伴有弱视的需要戴眼镜先治疗弱视；间歇性外斜视需要根据双眼视觉的破坏程度确定手术时间等。斜视专业是眼科中的亚专科，专业性非常强，当怀疑孩子有斜视时，一定要请斜视专业医生详细检查诊断，并根据结果积极治疗，以免影响双眼视觉的发育或破坏已有的双眼视觉。

## 5 斜视手术什么时候做合适？

针对不同类型斜视，手术时机不同。一般对于先天性内斜视在 1 岁左右进行手术；部分调节性内斜视配戴足矫眼镜后观察半年、残余斜视角不再变化时即可对残余的内斜视手术治疗；间歇性外斜视，一旦双眼视功能受损，或出现视疲劳、斜视角逐渐加大即可手术；后天麻痹性斜视，需排除脑部及其他疾患，经治疗半年以上排除了内科疾病、斜视角稳定后才可考虑手术。

## 6 斜视手术以后会复发吗？

少部分患者斜视手术后会复发，尤其是间歇性外斜视的患者。斜视术后复发的原因和发生斜视的原因一样，具体发病机制不明。但是和术后患者不能建立良好的视功能有关，也和术前检查患者的配合度有关。因此，斜视的患者术前会反复查斜视度，目的是保证检查结果准确，保证术后正位率，同时术后有效的视功能训练也可以降低复发率。

## 7 斜视手术以后为什么需要做双眼视功能训练？

双眼视觉是双眼输入的视觉信息进行加工整理，最终形成三维立体视觉的过程，是高级认知活动。斜视以后会导致视觉抑制、异常视网膜对应、注视异常、三级视功能受损等一系列双眼视异常，斜视手术只能矫正眼位，不能恢复双眼视功能，术后双眼视功能训练可以帮助患者恢复双眼视功能，重塑双眼视觉，稳定眼位，降低斜视复发概率。

## 8 有的孩子眼睛一会儿斜，一会儿不斜是怎么回事？

这部分斜视属于间歇性外斜视。间歇性外斜视是介于隐性外斜视和恒定性斜视之间的一种斜视类型。孩子融合控制力较好的情况下可不发生斜视，外观上看不出异常，当孩子处于疲劳、放松状态就会出现一只眼睛向外偏斜，感觉双眼不能聚焦；另外，有的孩子最初可能是在阳光下喜欢闭一只眼睛而被家长发现就诊的。所以一旦发现孩子视物出现异常行为，需要到专业的眼科医院进行检查。

## 9 斜视是怎么形成的？是遗传的吗？

斜视有一定的遗传倾向，但不一定都是遗传导致的。目前斜视发生的机制尚不完全明确，除了遗传因素以外，先天性神经支配异常及眼外肌发育异常都可导致斜视，此外还有一些继发的斜视，比如外伤、颅脑肿瘤及术后等。

## 10 间歇性外斜视的发病机制有哪些？

引起间歇性外斜视的原因有神经支配不平衡、融合机制出现缺陷、眼外肌发育异常、近视的发生、集合与外展功能之间平衡被破坏等。因此，间歇性外斜视的发生不一定是遗传的，而是发育性的，我们应该每年定期给孩子做眼部健康体检，及时发现问题并解决问题。

## 11 出现间歇性外斜视家长应当怎样做?

如果孩子年龄比较小,比如在3岁以下,不能很好配合检查,家长可在家进行观察。

首先,我们可以通过厌恶遮盖法对孩子的双眼视力进行评估,比如:当我们遮盖孩子一只眼睛,另外一只眼睛看东西,孩子没有厌恶情绪,说明没有被遮盖的眼睛视力较好;然后再对另外一只眼睛进行同样操作,如果也没有不良反应,说明双眼视力基本平衡。反之,遮盖的时候孩子出现推大人的手或哭闹等不良情绪,说明没有被遮盖的眼睛视力比被遮盖的眼睛视力差。

除了观察孩子视力的平衡以外,要观察孩子眼睛在户外是否经常性闭单眼、眼睛外斜的程度及外斜的频次、发生斜视后呼叫孩子是否眼位能够立即正位。如果只是偶尔发生外斜视并且呼叫孩子后斜视眼很快恢复正位,说明孩子的融合机制尚可,可以先进行观察,如果孩子比较配合,建议到专业医院进行检查,以便提供精准的治疗方案。

## 12 间歇性外斜视应当怎样治疗?

首先应当了解孩子斜视的情况及双眼视的情况,比如视力、屈光度、斜视度、三级视功能、眼前节及眼底情况等。根据孩子的斜视情况及三级视功能情况选择保守治疗或手术治疗。

## 13 一岁以内的孩子出现斜视需要治疗吗?

出生后3个月内的新生儿发现偶尔的内斜或外斜需要进行观察,一般3个月后婴儿的眼位慢慢稳定下来,如果还是存在比较恒定的内斜视或外斜视则需尽早就医。

## 14 孩子歪头是斜视吗？

孩子出现歪头有可能是斜视，比如出现上斜肌麻痹等垂直斜视时，孩子为了避免出现复视，会歪头视物，出现代偿头位。如果孩子出现视物歪头等不正常的表现，家长应当及时带孩子到医院检查，避免耽误治疗时机。

（孙艳华　苏　鸣）

# （十三）弱视篇

## 1 弱视是什么？

弱视是眼球无器质性病变，但单眼或双眼最佳矫正视力下降，或两眼最佳矫正视力相差2行或以上，简单来说就是眼睛视力发育低于正常视力的及格线或差距较大（图1-23）。一般来说年龄在3～5岁儿童视力的正常值“及格线”为0.5，6岁及以上儿童视力的正常值“及格线”为0.7。

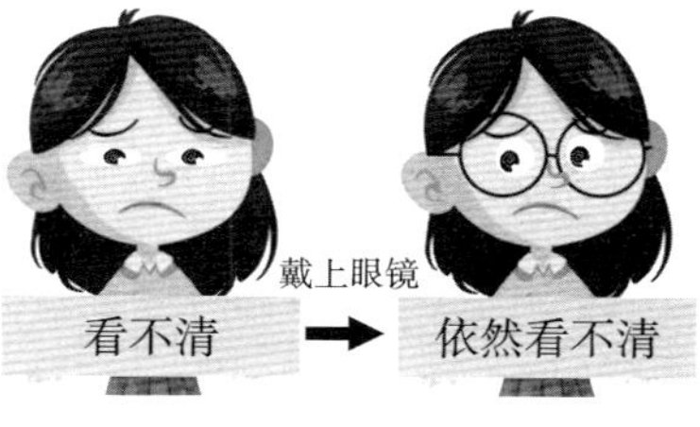


图1-23　弱视概念

## 2 孩子为什么会出现弱视?

眼睛和其他器官一样,从婴儿期开始逐渐发育成熟。刚出生的宝宝睁开眼睛,接收到外界光线刺激的那一刻,视觉才开始逐渐建立起来。外界的图像能清晰地落到视网膜上是我们视力形成最为关键的一点。如果其中存在一些干扰因素,如度数比较大的屈光不正或先天性白内障,导致视网膜无法接收到图像的刺激,那么儿童的视觉发育就会受阻,导致视力发育不良,最终导致弱视。因此,弱视治疗的关键因素是先去除导致弱视的原因,再辅助以视觉刺激,促进视力康复。视力发育有3个关键时间点,即出生后3个月、30个月、3年。因此,对3岁以下的婴幼儿开展视力筛查很重要。

## 3 引起弱视的原因有哪些?

(1)屈光不正性弱视:导致弱视最常见的是高度远视和散光,这两种屈光不正会导致孩子看远、看近都不清晰,出现双眼矫正视力低下,易引发弱视。若尽早发现,及早配戴眼镜,视力可逐渐提高(图1-24)。

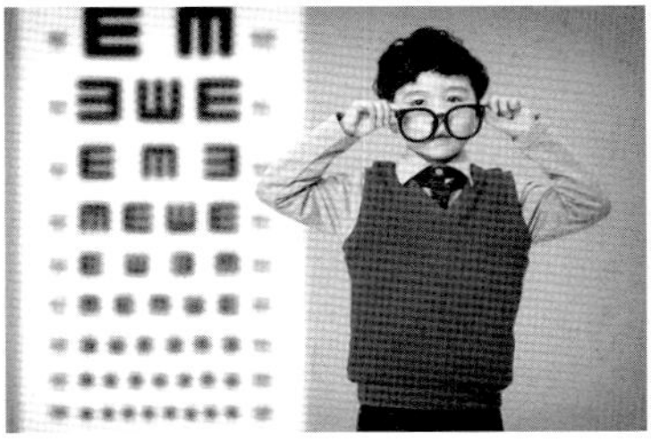

图1-24 屈光不正性弱视示意

(2)屈光参差性弱视:因两眼的屈光度数差距较大,视网膜成像的清晰度不一致。大脑会经常性地使用屈光度较低、成像较清晰的那只眼。而屈光度较高、成像较模糊的眼就被大脑忽视、抑制，得不到锻炼，久而久之变成了弱视眼(图 1–25)。

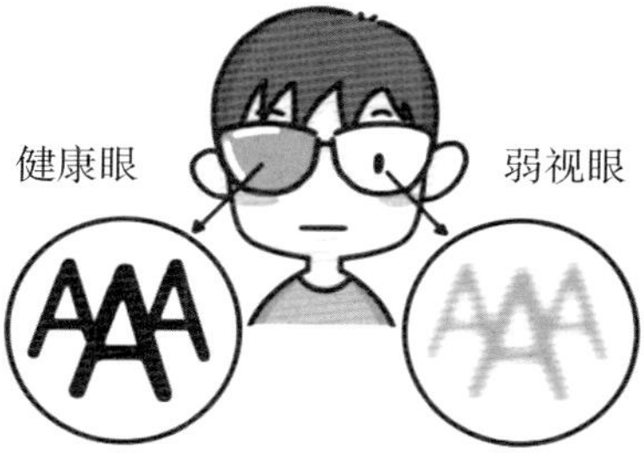


图 1–25　屈光参差性弱视示意

(3)斜视性弱视：因斜视眼未能成像在视网膜最敏锐的黄斑中心凹上，导致大脑接收不到双眼完整的、清晰的图像信息，甚至出现了复视或混淆视，于是大脑选择只使用能够接收更清晰图像的正视眼，抑制斜视眼，因此斜视眼得不到锻炼，影响视功能发育进而形成弱视(图 1–26)。

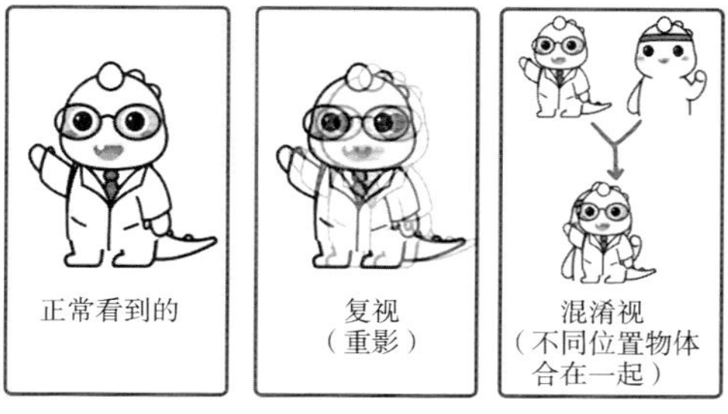


图 1–26　斜视性弱视示意

(4)形觉剥夺性弱视：多发生在有屈光间质浑浊(如先天性白内障、玻璃体积血、角膜混浊)或上睑下垂等，“遮盖”了单眼或双眼，由于视觉刺激不足导致的弱视。一般都需要手术处理病因后，再做弱视治疗。形觉剥夺性弱视也是各种弱视类型中治疗难度相对较大的一种。

## 4 如何自查孩子是否有弱视？

通过视力检查、异常行为观察法及单眼遮盖厌恶试验3种方式可以初步评估孩子双眼的视力是否平衡。如果存在双眼视力不平衡，提示可能会存在双眼屈光参差，屈光参差较大的情况下会伴有单眼弱视；即便双眼视力平衡，但是存在下图中所提到的异常行为，提示孩子双眼视力可能都不好，有存在双眼弱视的可能。所以我们应该定期做眼部体检并且观察孩子的行为习惯，如果孩子出现异常行为或检查异常，家长需引起重视，必须到专业的眼科医疗机构进行检查，做到早发现、早治疗（图1–27）。

**通过以下3种方式发现孩子是否患有弱视**

**01** 视力
3~5岁时还未达到0.5，6岁时还未达到0.7

**02** 异常行为观察法
用一些简答的方法寻找，如观察能不能及时发现醒目物体；看电视时候是不是凑得很近；看物体的时候，眼球是不是能来回转动；走路是不是常跌倒，老拿不到眼前的东西

**03** 单眼遮盖测试法
遮住一只眼，单眼注视物体，若撕扒遮盖物，就表示未遮盖的眼睛可能视力很差(适用于幼儿时期)

图1–27　弱视自查法

## 5 弱视有什么危害？

首先，弱视的孩子戴眼镜后弱视的眼睛仍然看不清楚，影响学习和生活；其次，单眼弱视的孩子还有可能伴随斜视，影响外

观；此外，弱视不光是视力差，还会影响双眼的立体视觉，孩子立体视觉缺陷，会导致定位不准，容易摔跤，如不能及时治疗，将会影响孩子的学习、生活和就业。弱视的治疗有一定的时间限制，因此一旦发现孩子有弱视应当尽早干预，避免错过弱视的黄金治疗时期。

## 6 弱视能治好吗？

临床研究文献显示，弱视治疗效果与年龄密切相关，年龄越小，治疗效果越好，弱视治疗合适的年龄是3～6岁，抓住这个视觉发育的黄金期，进行早期治疗，是治愈弱视、获得健康视功能的有效手段（图1-28）。

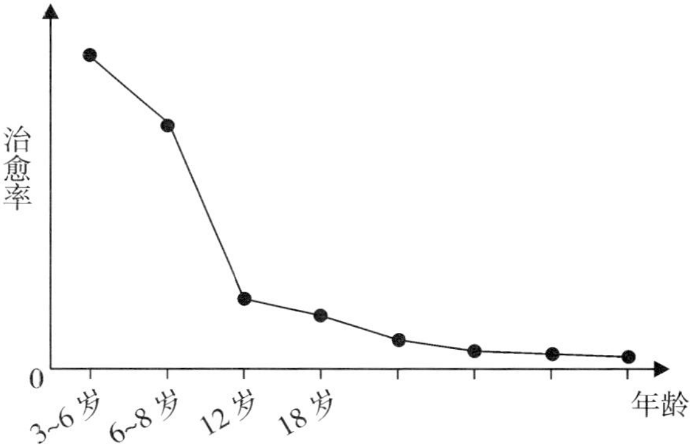


图1-28　年龄越大，治愈率越低

## 7 弱视如何治疗？

弱视治疗有两点特别重要，一是早发现，对于视觉发育处在黄金阶段的儿童，按时进行眼部体检，是避免弱视的最佳方法；二是坚持，持之以恒的坚持是必不可少的，如果“三天打鱼两天晒网”，治疗效果就会大打折扣甚至无效。无论患者的年龄大小，都应当尝试治疗，一旦发现弱视，治疗开始的越早越好（图 1–29）。

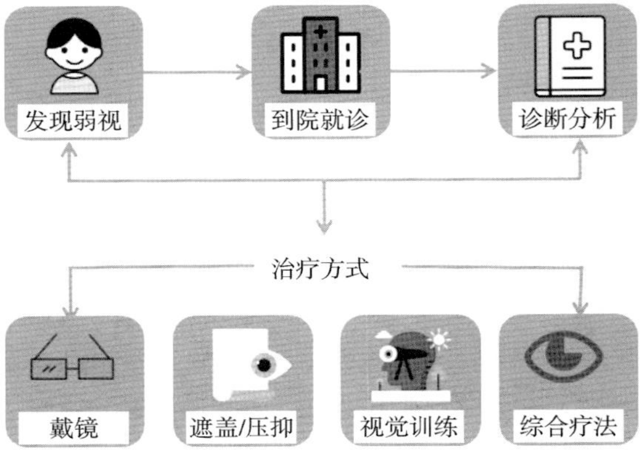


图 1–29 弱视治疗方法

（1）明确病因，去除病因。如针对高度远视、高度散光、屈光参差的患儿，通过配镜（框架镜、硬性透氧性角膜接触镜、软性角膜接触镜等）矫正屈光不正，使视网膜成像清晰。如果是形觉剥夺导致的弱视，就先通过手术等方法去除病因后再行弱视治疗。

（2）遮盖对侧眼（健康眼），促进弱视眼的使用。一般适用于屈光参差性弱视，一个方便好记的遮盖方法为："几岁就遮几天放一天。"如 3 岁就遮 3 天放 1 天；轻、中度弱视儿童每天遮盖 2 小时、重度弱视儿童每天遮盖 4 小时就能达到全天遮盖的治疗效果。需要注意的是年龄较大的儿童进行遮盖治疗也是有效的，不要轻易放弃治疗。

（3）压抑疗法：对于强烈抵制遮盖的儿童可以使用阿托品滴眼剂，滴在其视力较好的眼睛上，使其看近处不清楚，从而起到类似遮盖的作用；也可以使用 Bangerter 压抑膜贴附，既不影响美观又起到模糊健康眼的作用（图 1–30）。

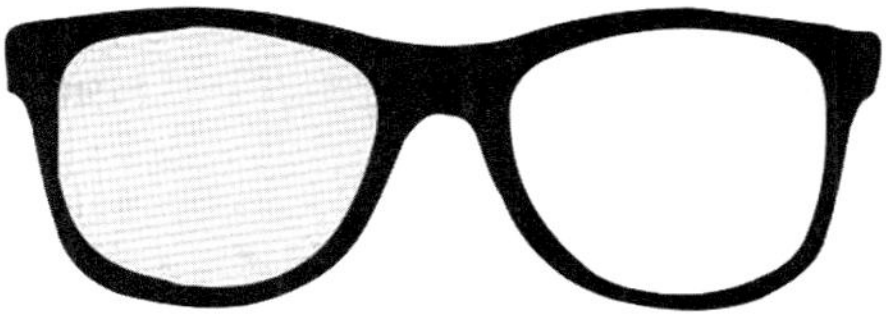


图 1-30 压抑膜法

（4）视觉训练：传统的视觉训练一般通过画本、光学图片和同视机等工具，进行视觉训练。而新型的视觉训练方法是使用多媒体平台作为媒介戴上特定红绿分色眼镜，以轻松且具趣味性的游戏方式，让孩子更容易坚持，及早让双眼恢复健康发育。主要包括以下 3 种训练方式。①精细刺激训练系统：集治疗、智力开发、游戏于一体；静态和动态相结合；视觉、听觉、触觉多元化跨通道互动；实行人机对话，根据患儿的视力等情况实行针对性、个性化和定量化训练，实现提高视敏度、提高视力的目的。②融合知觉功能训练系统：能同时定量进行知觉融合训练。由于它没有任何单眼线索，能精确捕捉双眼单视破裂点，使用随机点图检测和训练融合功能，更具操作性和实用性。③三维立体空间知觉功能训练系统：本系统具有大量的训练短片，3D 显示器是一种信息容量巨大的载体，它将信息从 360°空间传入大脑，对视觉输入、运动中枢产生强烈刺激。这是传统的弱视训练方法所远远不及的，其效果优于传统的各种斜弱视训练方法。

## 8 弱视治疗需要多久？

弱视治疗是一场“持久战”，弱视往往是由于视觉功能发育异常导致的，其本身无法通过手术医治，需要长期重复地训练以刺激视觉神经发育，进而改善视觉功能提高矫正视力，这本来就是一个缓慢发展的过程。

根据经验，矫正视力大于0.5的轻度弱视，可能半年左右视力就能有明显提升；矫正视力小于0.2的重度弱视，可能需要治疗3~5年；而有些孩子患有重度屈光不正性弱视，需要更漫长的时间，可见弱视治疗并非一朝一夕的事。

## 9 弱视的治愈标准是什么？

根据临床经验，视力达标并不意味着弱视已经完全治愈了，还需要继续巩固治疗一段时间。当随访3年后，视力依然保持且不回退才意味着弱视治愈。

## 10 治疗孩子弱视，家长能做什么？

首先，要充分了解弱视医治过程是缓慢的，视功能及视力是逐渐提高的，因此家长要有耐心、有恒心，不能操之过急。

其次，要劝导孩子坚持戴眼镜，尤其是遮盖健眼时，要防止孩子越过眼镜用健眼偷看或眼镜下滑（可以用橡胶条将镜腿连起来固定在脑后）。

最后，要保证孩子在规定时长内进行连续且有效的遮盖治疗，即使弱视眼的视力有所提高，也不能擅自摘除遮盖，应在专业医生的指导下改变遮盖方案，防止视力回退。另外需耐心给孩子做心理疏导，避免遮盖带来的心理负担。除戴眼镜、遮盖外，还要坚持进行弱视训练，监督孩子高质量完成训练。

按时复诊，及时发现孩子视力提升情况并调整眼镜度数，调整治疗、训练的方案。总之，由于儿童年龄小配合不佳、自制力差等因素，家长的耐心指导是至关重要的。

（孙艳华　苏　鸣）

眼检科普歌

高度近视有可能致盲吗

孩子眼睛看不清，不一定是近视，也有可能是弱视

近视矫正手段发展历程

近视手术就是把角膜做成一副近视眼镜

近视也分“真”和“假”

了解角膜近视手术全过程

了解屈光手术的全过程

什么是角膜塑形镜

什么是近视防控“一增一减”

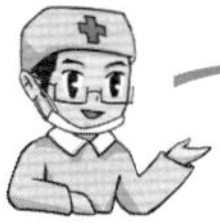

# 二、其他常见儿童眼病

## （一）眼睑疾病

### 1 宝宝眼皮上总长“针眼”是什么原因?

“针眼”又称“麦粒肿”“睑腺炎”，是化脓性细菌侵入眼睑腺体（如毛囊或其附属的皮脂腺、睑板腺），引起急性、痛性、化脓性、结节性炎症病变（见彩图 2-1、彩图 2-2）。当患儿抵抗力弱、营养不良、营养过剩，或伴屈光不正、眼疲劳等情况，加上患儿不注意用眼卫生，揉眼会导致细菌感染而诱发此病。因此要经常关注宝宝的手卫生。

### 2 怎么辨认宝宝是不是长“针眼”了?

当刚开始发病时，患儿眼睑红、轻度肿胀、可有疼痛感。

如为睫毛根部感染的“外睑腺炎”，因病变在睫毛根部睑缘处，自觉眼睑胀痛或眨眼疼痛，眼睑红肿范围会比较大而弥散，可伴有或不伴有球结膜的充血水肿，第一天可能触不到结节但有局部压痛，随后可有硬结出现，数日后（一般一周左右）可有脓点出现，有的皮肤面破溃流出脓液后好转，一般 1 ~ 2 天炎症逐渐消退。

如为睑板腺感染引起的“内睑腺炎”，红肿一般较轻，但疼痛较重，相应睑结膜面充血、水肿明显，病变处可触及硬结及压痛，数日后结膜面可见脓点，脓点可自行破溃，破溃后炎症减轻，一般1～2天炎症逐渐消退。以上是睑腺炎的整个病程。在发现宝宝眼部红肿时应该及时到医院检查，避免宝宝因眼部不适再继续揉眼，加重病情。

## 3 宝宝患“针眼”不给予治疗能自行好转吗？手指“绑红绳”有用吗？

如宝宝长“针眼”而不去治疗，部分身体抵抗力较好的可能自行破溃吸收，但是对于抵抗力较差的患儿，当致病菌毒力较强时，炎症可向眼睑皮下发展成为眼睑蜂窝织炎，导致整个眼睑高度红肿并且波及颜面部，睁眼困难，球结膜水肿可突出睑裂外，同时可能会伴有发热、畏寒、头痛等症状，处理不及时还可能导致败血症或海绵窦脓毒血栓等，危及患儿生命（见彩图2-3）。所以，长“针眼”虽然是小问题，并且部分可自行好转，但有的也会引起严重的并发症，甚至危及生命，还是不能掉以轻心的。“手绑红绳”就更加没有道理了，如果绑得太紧，还会影响患儿手指血运，应该采取正规的治疗手段。

## 4 长“针眼”能冰敷吗？

对于“针眼”的处理，通常建议使用温水湿热敷，而不是冷水敷。温水湿热敷有助于促进局部血液循环，缓解肿胀，增加血流，促进脓液排出，从而有助于“针眼”的治疗。温水湿热敷的步骤主要是用温水浸湿一块干净的毛巾或纱布，先拧干多余的水，确保毛巾或纱布不会滴水，再将湿热的毛巾或纱布轻轻放在长“针眼”的部位，避免用力压迫，同时需维持湿热敷的温度，通常是比皮肤温度略高（40～50 ℃），持续10～15分钟，每天2～3次即可。需要注意的是，不要使用过热的水，以免烫伤皮肤。如果炎症加重、伴有严重疼痛、视力问题或其他异常症状，应尽早就医。

## 5 长“针眼”需要口服抗生素吗?

一般不需要口服抗生素，需要局部抗生素滴眼液或眼膏点眼。如脓肿形成，可切开排脓。炎症较重或伴有淋巴结肿大者应全身使用抗生素——口服或者肌内注射，必要时需要静脉滴注。口服清热解毒中药也有一定疗效。

## 6 宝宝总喜欢长“针眼”怎么办?

预防“针眼”就要积极治疗眼部慢性病，如过敏性结膜炎、睑缘炎、干眼症、倒睫等；同时要及时矫正近视、远视、散光。平时还要多注意宝宝的休息时间和生活规律，不吃过甜、油炸等刺激性食品，保证营养均衡，睡眠充足，减少电子产品的使用。另外，可以定期到中医科进行推拿按摩，调理脾胃。

## 7 什么是“霰粒肿”？怎样和“麦粒肿”区分?

（1）从发病机制区分：“霰粒肿”也称“睑板腺囊肿”，是睑板腺口阻塞、腺体内的分泌物潴留，对周围组织产生慢性刺激，从而形成特发性无菌性慢性肉芽肿性炎症，是非感染性的。“麦粒肿”俗称“针眼”，是“睑腺炎”，为毛囊根部细菌性感染性炎症所致，是感染性的。

（2）从临床表现区分：“霰粒肿”肿块位于睑板腺内，皮肤面无红、肿、热、痛的表现，在闭眼时常因局部皮肤隆起而被发现，触之无压痛、边界清楚，与皮肤无粘连。对应睑结膜可见局限紫红色或紫蓝色充血。而“麦粒肿”致眼睑皮肤红、肿、热、痛，局部压痛，可触及边界清楚的硬结，睑结膜可充血或不充血。

## 8 什么原因导致“霰粒肿”?

引起“霰粒肿”的可能原因:慢性结膜炎或睑缘炎导致睑板腺分泌阻滞,从而导致“霰粒肿”;也可能与皮脂腺和汗腺分泌旺盛或维生素 A 缺乏有关。除此以外,“霰粒肿”的形成还和不良饮食习惯及生活习惯有关,如揉眼、偏食、便秘、饮水少、性格急躁等。

## 9 “霰粒肿”怎么治疗?

平时要注意孩子的用眼卫生及生活饮食习惯。“霰粒肿”有自愈可能,小而无症状的无须治疗,或通过热敷促进其吸收;较大的可通过热敷或进行病灶局部注射激素,使囊肿消退,如果不能消退且影响外观需要手术切除。对于反复发作的“霰粒肿”,应注意送囊肿内容物做活检。

## 10 孩子倒睫是什么原因引起的?

引起倒睫的原因有很多,所有引起睑内翻的病因都可引起倒睫。婴幼儿的倒睫多为先天发育导致,比如孩子单眼睑、内眦赘皮引起内眦眼睑的张力变大,从而造成眼睑内卷,睫毛倒向眼球;另外儿童肥胖也会引起眼睑周围皮肤紧实,导致眼睑内卷;除此以外,睑缘炎、睑腺炎、眼睑外伤等造成皮肤瘢痕也会改变睫毛方向,形成倒睫,摩擦角膜及球结膜(见彩图 2-4)。

## 11 怎么知道孩子有没有倒睫?

根据倒睫的程度不同孩子的表现不同。只有 1 ~2 根倒睫并不容易被发现,孩子可能有时会揉眼睛或畏光;对于倒睫比较严重的孩子可出现严重的畏光、流泪、频繁眨眼、眯眼及异物感。如果孩子经常揉眼、眯眼、流泪、畏光等,家长可以查看一下孩子的睫毛是否向角膜方向生长。

## 12 倒睫怎样治疗？不治疗会怎样？

一般儿童倒睫是因为下睑皮肤过多、内眦赘皮、鼻梁发育不全、睑缘及睑板前轮匝肌肥厚等。由于婴幼儿睫毛细软，一般无明显刺激症状，3 岁以内部分儿童可随生长发育逐渐减轻或自愈；3 岁以后睫毛逐渐变硬，刺激角膜，出现畏光、流泪等症状，此时可考虑手术治疗。3 岁以后如果出现明显的刺激症状而不进行积极治疗，可导致角膜损伤加重，增加孩子的不适感，严重者甚至影响视力。因此，发现孩子倒睫应当积极治疗（见彩图 2-5、彩图 2-6）。

## 13 孩子的眼睛总感觉睁不开是什么原因？

孩子眼睛总感觉睁不开、睁不大可能是上睑下垂。上睑下垂是因为抬眼皮的肌肉发育不良导致上眼睑不能抬起，眼睛睁不开或睁不大，睁眼时发现孩子有抬头视物、挑眉或额纹加深的情况。但要排除全身情况，比如重症肌无力，此病导致的上睑下垂具有晨轻暮重的特点，可用新斯的明试验进行诊断。另外，交感神经损害导致的霍纳（Horner）综合征（又称小儿颈交感神经麻痹综合征）以及动眼神经损害都可导致上睑下垂。因此，出现上睑下垂时应当尽快到医院检查是否为先天性或者其他疾病引起的上睑下垂。

## 14 怎样辨别孩子是眼睛小还是上睑下垂？

家长可以观察孩子自然睁眼平视时上眼睑遮挡角膜（黑眼珠）的多少进行简单判断：当上眼睑遮盖角膜上缘超过 2 mm 时提示可能存在上睑下垂，同时需要观察两侧眼睛大小是否对称，如果发现有问题，家长应当尽早带孩子到医院进行检查，以排除其他疾病（见彩图 2-7）。

## 15 上睑下垂怎样治疗？一般什么时间选择手术比较好？

儿童先天性上睑下垂如果遮盖瞳孔区，可能导致弱视，因此应该尽早考虑手术。如果未遮挡瞳孔区，定期监测孩子的视力及屈光度情况，到 3 ~5 岁开始进入学龄前教育或参加社交活动时，可考虑择期手术，避免孩子在与人交往过程中因上睑下垂导致心理障碍，影响心理发育。

## 16 上睑下垂怎样手术？是不是和做双眼皮一样？

上睑下垂是根据其严重程度选择不同的手术方式，并不是简单地做一个双眼皮。上睑下垂的手术是需要将抬起上眼睑的肌肉进行加强，使上眼睑抬起，术后在切口处形成重睑，美化外观。因此，上睑下垂手术不单是做一个双眼皮（见彩图 2-8、彩图 2-9）。

## 17 孩子的内眼角处没有白眼球，是斜视吗？

这种情况有可能是斜视，也有可能是内眦赘皮。我们先排除孩子真性斜视的可能，具体操作为拿一个不太亮的手电筒正对双眼之间鼻根部照射，距离大概 33 cm，如果在眼睛上的两个反光点均在黑眼珠正中间，那么孩子可能没有斜视，是先天性的内眦赘皮导致的内眼角处白眼球变少，当然最好到医院进行检查排除。

那么什么是内眦赘皮呢？内眦赘皮是遮挡内眦部垂直的半月状皮肤皱襞（见彩图 2-10）。一般儿童和亚洲人多见。最常见的为上睑内眦赘皮。因此，应当定期为孩子进行眼部体检，以及时发现问题。

## 18 内眦赘皮怎样治疗?

一般随着孩子的生长发育,孩子的鼻梁也会发育隆起,内眦赘皮可以逐渐消失;对于一些比较严重的内眦赘皮不能随生长发育消失或减轻,为了美观,长大后可以采取手术矫正的方式,即“开眼角”。

(孙艳华　苏　鸣)

# (二)泪道疾病

## 1 孩子总流泪怎么回事?

孩子总流泪,如果是迎风流泪,大多是因为受凉后泪小点周围肌肉收缩,导致泪液排出管道口变小,从而流泪。如果孩子在室内也经常流泪,要警惕孩子是否有泪道阻塞或狭窄、是否倒睫、是否有其他眼部疾病。

## 2 儿童先天性泪道阻塞怎样治疗?

对于小于3个月龄的患儿首选泪道按摩,保守治疗;保守无效的6个月龄后的患儿可行泪道冲洗探通术;对于探通无效或泪道严重狭窄的患儿,1岁以后可以选择泪道硅胶管置管术;探通无效或完全骨性不通的患儿,3岁以后选择鼻内窥镜下鼻腔泪囊吻合术(见彩图2-11)。

## 3 如何进行泪囊区的按摩?

宝宝经医生诊断是泪道阻塞,有流泪流脓,可以进行泪囊区按摩。但要切记有红肿等急性炎症时禁止按摩。按摩前家长洗净双手、剪短指甲，用手指指腹或圆润头的棉签压迫泪囊区的皮肤，方法：用示指或小指指腹，先在内眦内下方泪囊区，从下向上按摩，挤出泪囊内分泌物，棉签擦拭干净；再在眼内眦部滴抗生素滴眼液，3～5 分钟后进行泪囊按摩；按摩前泪囊区皮肤可涂眼膏保护皮肤；示指或拇指压紧内眦处防止泪囊内药水溢出，指腹在泪囊区自上向下挤压，按摩有一定力度，每组 3～5 次，每天 3～4 次。如按摩后患儿无溢泪，眼部分泌物减少或消失，说明按摩到位。

## 4 泪道冲洗怎么做？多大可以做？

泪道冲洗是指用钝头的泪道冲洗针头，通过泪小点将生理盐水注入泪道，观察有无反流。如果冲洗时阻力较大，有冲洗液从另一泪小点溢出或从原泪小点反流，提示泪道阻塞；如果有分泌物溢出，说明合并有泪囊感染；如果孩子有明显吞咽动作或冲洗液从鼻腔流出，说明泪道通畅。因为 3 个月之前的婴儿吞咽功能发育尚不完善，吞咽反射相对不灵敏，且眼部软组织脆弱娇嫩，冲洗容易发生呛咳从而引起吸入性肺炎或造成眼部组织的损伤。因此，泪道冲洗一般在患儿出生后满3 个月后再进行，是一种检查方法，不作为治疗方法反复进行。

## 5 孩子生下来没几天总是有脓性分泌物怎么回事？

孩子生下来没几天总是有脓性分泌物，如果只是眼角有分泌物而眼睛看不出其他问题，有可能是新生儿泪囊炎（见彩图 2-12）。一般可为单眼，也可以是双眼。表现为溢泪、结膜囊内可有少许黏液脓性分泌物，鼻根部皮肤略隆起，鼻侧皮肤可有湿疹，压迫局部可见黏液脓性分泌物自泪点溢出。如果出现这种情况,最好带孩子尽快到医院就诊。

（孙艳华　苏　鸣）

## （三）结膜病

### 1 什么是沙眼?

沙眼是由微生物沙眼衣原体感染所致的一种慢性传染性角结膜疾病,儿童少年时期多发。因其在睑结膜表面形成粗糙不平的外观,形似沙砾,故名沙眼。好发人群为低学龄儿童和学龄前儿童。生活在卫生条件差的环境中的人群容易患此病。我国曾是沙眼高发区,20 世纪 50 年代以前沙眼在我国广泛流行,是当时致盲的首要病因。随着生活水平的提高,生活条件的改善,环境的治理,沙眼的患病率已经明显下降。沙眼可经眼—手—眼途径传播、接触受感染患者的分泌物和受污染的生活用品而传播。沙眼早期表现为畏光、流泪和分泌物增多等。其预防措施为:增加洁面和清洁眼部次数可有效防治沙眼相互传播;改善生活环境,保证使用清洁水源;不用手揉眼,不与他人共用眼部化妆品、毛巾、脸盆等个人物品。对于出现沙眼早期症状的患者,需要及早就医控制病情,以防止进一步传播。

### 2 为什么孩子到春天眼睛红痒?

春天是容易过敏的季节,季节性过敏性结膜炎是眼部过敏性疾病最常见的类型,其致敏原主要为植物的花粉。该病主要特征是季节性发作(通常在春季),一般双眼发病,起病迅速,在接触致敏原时发作，脱离致敏原后症状很快缓解或消失。最常见的症状为眼痒，几乎所有的患者均可出现，轻重程度不一。也可有异物感、烧灼感、流泪、畏光及黏液性分泌物等表现，高温环境下症状加重。许多患者可有过敏性鼻炎（又称变应性鼻炎）及支气管哮喘病史。治疗方法包括脱离过敏原、眼睑冷敷、生理盐水冲洗结膜囊等手段；对于病情严重，使用其他药物治疗无效的患者可以考虑短期局部使用糖皮质激素；如果致敏原已经明确，可以考虑使用脱敏治疗。此病预后良好，多无视力损害，很少出现并发症。因此，春季孩子出现眼睛红、痒应当尽快就医，查明原因，及早治疗（见彩图 2-13）。

## 3 什么是结膜？

结膜是由眼睑缘部末端开始覆盖于眼睑后和眼球前的一层半透明黏膜组织，由球结膜、睑结膜、穹隆结膜三部分构成。我们看到的眼球白色部分是覆盖在巩膜表面的球结膜，其上有血管走行，当有炎症时，血管充血表现为眼红。结膜大部分表面暴露于外界，易受外界环境的刺激和微生物感染而致病，最常见的疾病是结膜炎，其次为变性疾病。

## 4 结膜炎是什么原因引起的？

结膜与多种多样的微生物以及外界环境相接触，眼表的防护机制使其具有一定的预防感染的能力，但当这些防御能力减弱或外界致病因素增强时，将引起结膜组织的炎症发生，最常见的结膜炎是由于微生物感染导致，包括细菌性微生物、病毒性微生物或衣原体，偶见于真菌和寄生虫感染。其次物理刺激和化学损伤如光、风沙、烟尘或有毒气体等也可以引起结膜炎。也有部分结膜炎是由于免疫性变态反应与全身状况相关内因导致，如肺结核、梅毒等,邻近组织炎症蔓延也可引起结膜炎。

## 5 怎样避免结膜炎?

传染性结膜炎可造成流行性感染,因此必须做好预防。结膜炎多为接触传染,故提倡勤洗手、洗脸,不用手和衣袖擦眼,避免揉眼。传染性结膜炎患者应隔离,患者用过的盥洗用具必须隔离并消毒处理。不共用毛巾及洗漱用品。增强体质,减少过度用眼。过敏性结膜炎患者应避免接触过敏原,对季节性过敏患者遵医嘱可提前进行预防性点药。医务人员检查后要洗手消毒,防止交叉感染。对理发店、学校、托儿所、游泳池等人员集中场所进行卫生宣传、定期检查、加强管理。

## 6 结膜炎有什么症状?

结膜炎典型症状:①眼红,该症状是急性结膜炎最常见的体征,表现为结膜的血管扩张。②结膜分泌物增多,主要表现是清晨醒来,患者的眼睑处经常出现被分泌物粘住的情况,可以根据分泌物的性质来判断结膜炎的类型。③眼痒,尤其对于过敏性结膜炎患者,眼痒是主要症状,大多数是奇痒无比。④眼睛异物感,主要表现出经常眨眼睛的现象发生,患者会感觉到眼部好像有异物存在。⑤流泪畏光,眼睛会出现怕光的现象,不能面对强光,不能看过亮的电视屏幕、手机屏幕、电脑屏幕等。

## 7 得了结膜炎怎么办?

一般的结膜炎经治疗大多数会痊愈。大多数类型的结膜炎痊愈后不遗留并发症,少数可因并发角膜炎损害视力。严重或慢性的结膜炎症可发生永久性改变,如结膜瘢痕导致睑球粘连、眼睑下垂或继发干眼。所以发现结膜炎应尽快到医院检查,确定结膜炎性质，是细菌性还是病毒性，或是过敏性，对症下药，一般结膜炎局部滴药就可以，注意滴药时需洗干净双手，把药滴入下睑结膜囊靠外眼角处，点药后闭眼 3 ~ 5 分钟让药物吸收，患病期间注意用眼卫生，避免熬夜、长时间使用电子产品，饮食宜清淡，减少辛辣食物摄入。

## 8 眼睛会长结石吗？

眼睛也会长结石，我们常说的眼结石通常是结膜结石，结膜结石是在睑结膜表面出现的黄白色凝结物，常见于慢性结膜炎患者，结石由脱落的上皮细胞和变性白细胞凝固而成，患者一般无自觉症状，无须治疗，如结石突出于结膜表面而引起异物感，导致角膜擦伤，可在表面麻醉下用异物针或尖刀剔除（见彩图 2-14）。

## 9 白眼球出血是怎么回事？

球结膜下血管破裂或其渗透性增加可引起结膜下出血，由于球结膜下组织疏松，出血后易积聚呈片状，出血呈鲜红色（见彩图 2-15）。结膜下出血只是症状，而不是真正的病种，极少能找到确切的病因，常仅出现于一眼，可发生于任何年龄组，诱因可有剧烈咳嗽、呕吐、大量饮酒等，其他可能相关的病史有外伤、结膜炎、高血压、动脉硬化、肾炎、血液病、某些传染性疾病。一般无特殊治疗方法，出血早期可局部冷敷，2 天后热敷，一般 7 ~ 12 天内自行吸收，出血量大可沿眼球全周扩散，如果反复发作，应进行全身系统疾病的排查。

## 10 结膜炎能治好吗？

结膜炎是常见的眼病之一，普通的结膜炎并不造成视功能的损害，但是如果治疗不当会引起各种并发症，最终影响视力。常见的有：①滥用抗生素，目前对结膜炎的诊断往往根据临床表现进行判断，较少根据实验室检查明确致病因素，从而出现在临床上许多非感染性结膜炎的治疗滥用抗生素的情况，扰乱结膜囊的正常菌群，对药物产生耐药性。②滥用糖皮质激素，对过敏性结膜炎、春季卡他性结膜炎的治疗常出现滥用糖皮质激素，以致引起角膜溃疡不愈、并发性白内障、激素性青光眼，最终导致患者视神经萎缩而致盲。因此，对各种结膜炎的治疗要根据具体病情，合理用药，有条件者应作病原微生物检测，对症治疗、减少并发症。

（靳敏肖　苏　鸣）

## （四）角膜病

### 1 什么是眼角膜?

角膜是眼球最外层的纤维膜，同时角膜也是重要的屈光间质，外界光线进入眼内在视网膜上成像的必经通路，角膜相当于照相机的镜头，它位于眼球最前端部分，占眼球的1/6，是一个透明的膜，根据人种不同透出后面虹膜的颜色，在黄种人，常通俗称为“黑眼珠”。角膜的主要作用帮助眼球聚焦，它相当于一个43D的凸透镜，起到汇聚光线的作用，如果角膜发生了病变，如感染或混浊，就会阻挡光线的进入，影响视觉质量，严重的可致失明。

### 2 角膜病有哪些?

角膜病是我国的主要致盲眼病之一，角膜疾病主要有炎症、外伤、先天性异常、变性、营养不良和肿瘤等，其中感染性角膜炎占有重要地位，角膜上皮是抵御病原微生物侵袭角膜的第一道屏障,上皮遭受损伤后,极容易发生感染性炎症,角膜是重要的光学通路,角膜病尤其是位于角膜中央的病灶,严重影响视力,所以角膜病要给予积极的治疗(见彩图 2–16、彩图 2–17)。

## 3 常见的角膜炎有哪些?

角膜防御力量的减弱,外源或内源性致病因素均可能引起角膜组织的炎症反应,统称为角膜炎,感染性角膜炎至今仍是世界性的常见致盲眼病,约 20% 盲人因眼部感染而失明,其发病率高,保守估计全球每年 50 万人发生感染性角膜炎,主要病原微生物为细菌、真菌、病毒,近年来有关棘阿米巴角膜炎的报道不断增加,其他还有衣原体、结核分枝杆菌和梅毒螺旋体等。其次是内源性,一些自身免疫性全身病如类风湿性关节炎,可出现角膜病变。某些全身病也可以波及角膜,如维生素 A 缺乏引起角结膜干燥或角膜软化。还有邻近组织的炎症可波及角膜,如结膜炎、巩膜炎、虹膜炎等。

## 4 什么是棘阿米巴角膜炎?

棘阿米巴角膜炎由棘阿米巴原虫感染引起,是一种严重威胁视力的角膜炎,该病常表现为一种慢性、进行性的角膜溃疡,病程可持续数月之久(见彩图 2–18)。本病常因角膜接触棘阿米巴污染的水源,特别是污染的接触镜或清洗镜片的药液,多为单眼发病,症状为畏光、流泪、眼痛剧烈、视力下降,棘阿米巴角膜炎治疗较为棘手,药物治疗失败或形成严重影响视力的角膜基质混浊,可行角膜移植手术,因此,预防本病发生很重要,尤其是配戴角膜接触镜的人群,一定不要用自来水清洗镜片、储存镜片,护理产品要定期更换,从根源上杜绝棘阿米巴原虫入眼,才会避免棘阿米巴角膜炎的发生。

## 5 什么是角膜移植?

角膜是眼睛的一个部分,就像是照相机前面的镜头,有一些角膜疾病,如圆锥角膜、角膜白斑、角膜变性等,会严重影响视力,只有通过角膜捐献和移植才能治疗,角膜移植材料唯一的来源只有人的角膜。角膜移植是通过外科手术将健康的眼角膜替换病变角膜,使之重新愈合的过程。眼角膜移植是最常见的器官移植手术之一,也是器官移植中成功率最高的一种,自 1961 年以来,全球已有 100 多万人通过移植手术恢复了视觉,包括成年人和儿童,年龄从 9 天到 103 岁不等(见彩图 2-19)。

## 6 为什么眼角膜可以捐献?

人体组织没有替代品,眼角膜移植是人去世后存留的无价之宝,是延续爱心的礼物,捐献人的眼角膜和眼组织可用于移植、科研和教学,任何人都可以成为捐献者,白内障、视力不佳或年龄都不会妨碍眼角膜的捐献,关键是捐献者的意愿需要让家人知道。器官或眼角膜捐献可以挽救他人生命或帮助他人恢复光明。

## 7 什么是圆锥角膜?

圆锥角膜是一种表现为局限性角膜圆锥样突起,伴突起区角膜基质变薄的先天性发育异常,一般青春期前后发病,视力进行性下降,初时能以近视镜片矫正,后因不规则散光而需配戴角膜接触镜提高视力,如果出现戴框架眼镜视力矫正不佳且有明显的散光并不断加深,应高度怀疑是否有圆锥角膜,如遇到青少年散光进展快,应常规进行角膜地形图检查,早期的圆锥角膜需配戴普通框架眼镜、中晚期的需配戴角膜接触镜(硬性透氧性角膜接触镜、巩膜镜)。目前针对早期、中期圆锥角膜的治疗还有角膜交联术，晚期的需行角膜移植手术（见彩图 2-20）。

## 8 儿童也会得干眼症吗？

干眼症是指任何原因引起的泪液质和量异常或动力学异常导致的泪膜稳定性下降，并伴有眼部不适。近年来，随着电子产品的普及，干眼症的发病率逐年上升，发病年龄低龄化，儿童干眼症患者越来越多见，主要原因和长时间使用电子产品有关，这是因为长时间、近距离地注视屏幕，容易出现眼睑瞬目异常（瞬目不全、瞬目减少）导致泪液过度蒸发，泪膜破裂时间缩短，影响泪膜质量，从而产生或加重干眼。治疗措施以预防为主：①在使用 1 ~ 2 小时电脑后，休息 15 分钟，眺望远方以休息眼睛，适当地活动身体，解除紧张。②存在屈光不正的患者应配戴合适的眼镜，保持正确的操作姿势，屏幕到眼睛的距离为 40 ~ 70 cm；视线稍向下形成一定的角度。③出现干眼症的患者，可使用人工泪液润滑眼表、热敷或配戴硅胶眼罩，减少泪液蒸发。

## 9 儿童为什么频繁眨眼？

人在正常情况下平均每分钟眨眼 15 ~ 20 次，眨眼使眼泪膜正常分布于眼球表面，可起到保护眼角膜、避免眼球表面干燥、防止灰尘的损伤等作用，但频繁的眨眼则属病理现象。引起孩子频繁眨眼常见的原因有：①炎症刺激。这是最常见的原因，可能是细菌、病毒、衣原体等感染所致，如结膜炎、角膜炎等。除了眨眼增多之外，还有眼睛发红、发痒、分泌物增多、流泪等表现。②先天性眼睑内翻和倒睫。部分孩子因为先天性眼睑内翻，使睫毛倒伏在眼球表面，刺激角膜引起流泪。③儿童多动症。是指孩子身体某部位突然的、不自主的收缩运动，如眨眼、皱额、歪嘴、耸肩等，以及出现注意力不集中和多动行为。其发病原因目前尚不清楚，可能与精神因素,如精神紧张、情绪不稳定等有关。④眼疲劳性眨眼。包括视力疲劳如屈光不正,特别是远视、近视、散光未矫正造成眼睛视觉疲劳而引起。这是一种保护性反射,通过不断眨眼可以调整眼球曲率,使视觉清晰。这种情况应带孩子去医院检查,必要时验光配镜。⑤干眼性眨眼。长时间、近距离地注视电子屏幕,容易出现眼睑瞬目异常(瞬目不全、瞬目减少),导致泪液过度蒸发。泪膜破裂时间缩短,影响泪膜质量,从而产生或加重干眼症状。其治疗措施以预防为主,可使用人工泪液润滑眼表。

(靳敏肖　苏　鸣)

干眼症形成的原因

干眼症点眼药水就够了

干眼症还会引发抑郁症

科学的预防眼干眼涩

## (五)儿童葡萄膜炎

### 1 孩子最近一只眼出现眼红、眼痛,是怎么回事?

当孩子出现眼红、眼痛时,常见的疾病有角结膜炎,还有一种较为严重的是葡萄膜炎。葡萄膜炎的发生主要可能与葡萄膜血供丰富、血流缓慢,来自全身血液的各种有害物质、免疫复合物等容易在此滞留有关。其病因有以下几种。①感染:细菌、真菌、病毒、寄生虫、立克次体等通过内源性或外源性途径侵犯葡萄膜、视网膜、视网膜血管或眼内容物引起炎症。②自身免疫因素:正常眼组织中含有的多种葡萄膜抗原，在机体免疫系统出现紊乱的时候，可出现对这些抗原的免疫应答，从而引起葡萄膜炎。③创伤及理化损伤：创伤及理化损伤主要是通过激活花生四烯酸代谢产物而引起葡萄膜炎。④免疫遗传机制：目前已经发现多种类型的葡萄膜炎与特定的人类白细胞抗原（HLA）相关。发生此类眼病的患儿要及时就诊、及时治疗（见彩图 2-21）。

## 2 对于葡萄膜炎的诊断是如何进行确诊的？

对于葡萄膜炎可以根据病史及临床表现进行诊断，或采取房水、玻璃体进行涂片和培养，可以进一步确定病原体。内因性可以从以下方面考虑：①临床分析。根据病史、眼部检查、炎症部位进行临床分析，确定病因，这也是基本方法。②化验检查。此方法有助于发现全身疾病。如血沉和结核菌素试验是常规检查，抗“O”、类风湿因子、抗核抗体、C 反应蛋白及蛋白电泳等，不仅可以了解有无全身疾病，还可以鉴别几种不同性质的关节炎；血管紧张素转化酶和碱性磷酸酶可用于诊断结节病性葡萄膜炎。③免疫学检查。其中包括细胞免疫反应和体液免疫反应检查。④X 射线检查。胸部 X 射线可以发现结核、结节病；骶髂关节及骨关节检查有助于关节炎尤其是强直性脊柱炎的诊断。⑤其他。像眼底荧光血管造影、B 超、病理检查对于某些特殊病例是必要的。总之应首先做常规检查，然后结合临床进行分析，可以得出初步印象再做针对性的特殊检查，以便尽可能确定疾病性质和病因，做出积极有效的治疗。

## 3 孩子得了葡萄膜炎，这种疾病严重吗？

前葡萄膜炎发生后会出现睫状充血、房水混浊、角膜后沉着物（keratic precipitates，KP）、瞳孔缩小变形、虹膜改变、晶状体后间隙混浊等临床体征，需要积极治疗，如果治疗不及时可能会出现角膜混浊、虹膜前粘连、虹膜后粘连、并发性白内障、继发性青光眼、虹膜萎缩、低眼压及眼球萎缩等并发症。后葡萄膜炎主要表现为玻璃体混浊及眼底改变，同时也可能会出现黄斑表面皱褶、黄斑及视乳头水肿（视盘水肿）、视网膜血管炎、视网膜脱离、视网膜下血管新生及眼球萎缩等并发症。葡萄膜炎是常见的致盲眼病，故对于葡萄膜炎的治疗要积极有效，如果出现并发症则会有致盲的风险（见彩图 2–22）。

## 4 对于葡萄膜炎要怎么进行治疗？

对于葡萄膜炎，最理想的治疗方法是病因治疗，但目前临床上多采用非特异性治疗方法。葡萄膜炎治疗主要是消炎、止痛、防止并发症。眼部治疗主要是散瞳和睫状肌麻痹剂、糖皮质激素、非甾体消炎药及热敷理疗；全身治疗有糖皮质激素、非甾体消炎药、免疫抑制剂、病因治疗。同时可进行中医治疗，中医认为葡萄膜炎属风热类疾病，可疏风清热治疗。如果患儿出现并发症，要针对并发症积极治疗。

## 5 孩子一只眼受伤后为什么另外一只眼出现疼痛？

孩子一只眼受伤后，另外一只眼出现疼痛，要考虑患儿出现了交感性眼炎。交感性眼炎是指发生于一眼穿通伤或内眼手术后出现双侧肉芽肿性葡萄膜炎，以外伤多见，尤其多见于伤口延迟愈合或不愈合；有葡萄膜组织或晶状体嵌顿入伤口及有眼内异物存留。内眼手术中以白内障术后发生率最高。交感性眼炎的具体发生机制不明，多认为和外伤及手术引起自身抗原暴露而诱发自身免疫和病毒感染有关。

## 6 对于交感性眼炎怎么进行治疗?

对于前节受累的患儿,可以给予糖皮质激素和睫状肌麻痹剂进行点眼治疗,对于有后葡萄膜炎表现的患儿,则要进行糖皮质激素口服或者其他免疫抑制剂进行治疗。当然该病一旦发生危害较大,应该着重进行预防,尤其是受伤眼的治疗极其重要,如果受伤眼损伤严重,视力恢复无望,应尽早考虑进行眼球摘除。

## 7 患儿出现眼红、眼痛,同时经常出现口腔溃疡,这种情况下考虑什么眼病?

这种情况考虑患儿是白塞病(Behcet 综合征),此疾病是慢性多系统损害疾病,本病的特点是复发性口腔溃疡、阴部溃疡、皮肤改变和葡萄膜炎。本病大概是一种自身免疫性疾病,主要的病理改变是闭塞性血管炎,主要是由于免疫复合物阿蒂斯(Arthus)反应所致。治疗上前节炎症发作时可以考虑皮质激素点眼或结膜下注射,后节炎症发作时则可考虑球旁注射缓解炎症。全身不宜使用皮质激素,主要使用免疫抑制剂。同时中医上可以考虑以清热解毒、凉血祛瘀为主。对于并发症也要积极有效地治疗。

## 8 患儿眼部外伤后出现眼部剧痛、眼球突出,这种情况考虑什么眼病?

这种情况考虑是眼内炎,眼内炎是一种严重眼病,炎症波及视网膜、脉络膜和玻璃体腔,表现为眼部剧烈疼痛,眼睑、结膜高度水肿充血,眼球突出,运动受限,视力完全丧失。这种眼病可以按病原体进入眼内的途径分为外因性眼内炎和内因性眼内炎,外因性眼内炎以细菌多见,内因性眼内炎以真菌性多见。同时也可以按病原体来源分为细菌性眼内炎和真菌性眼内炎。不管何种眼内炎一定要进行积极有效的治疗，否则可能会引起眼部失明。

### 9 患儿目前已经诊断为眼内炎，后续的治疗应如何进行？

全身和局部应用广谱抗生素，眼内炎主要是抗病菌治疗，病原体未确定之前应立即采用强有力的眼内通透性强的广谱抗菌剂。非真菌性感染者可以全身及局部合理使用糖皮质激素。玻璃体内注射抗生素。各种治疗后病情继续恶化者则考虑玻璃体切除术，以清除玻璃体内大量微生物，并抽取玻璃体液进行病原体检查和药敏试验，同时可以向玻璃体内注射药物。

（刘艳丽　苏　鸣）

## （六）青光眼

### 1 我家宝宝眼睛大大的很漂亮，但是怕光还流泪，这个正常吗？是有什么眼病吗？

这种情况考虑是先天性青光眼的婴幼儿型青光眼（见彩图2–23），是一种常见的儿童眼部疾病，主要是由于婴儿出生时眼部结构异常导致的眼内压力升高，婴儿眼球壁软弱容易受压力的作用而扩张，导致整个眼球不断增大，所以该疾病也称为水眼。这种疾病可能会对婴儿的视力造成严重损害，甚至导致失明。故家长一定要给予高度重视，并进行积极治疗。此眼病可以表现：①畏光，特别是在明亮的环境下；②流泪，患儿可能会经常流泪；③眼红、眼球增大，患儿的眼球可能会比正常婴儿稍微增大；④黑眼珠异常，患儿的黑眼珠可能不对称或外观异常。所以对于出现此类表现的宝宝一定要及时就诊，排除先天性青光眼。

## 2 怀疑宝宝是先天性青光眼，这种眼病的病因是什么？

目前，先天性青光眼的病因不是很明确，可能与发育异常有关，部分患儿的眼部结构在发育过程中出现异常，导致眼内压力升高。如宝宝在胚胎发育期，由于发育异常造成的房角结构异常和一些胚胎组织残留，导致房水无法正常排出，房水积聚，眼压增高，造成先天性青光眼。同时也伴随着遗传因素，目前多认为先天性青光眼是多基因遗传。此外，怀孕期间，如果孕妇使用了一些特殊的药物，可影响胚胎房角发育，导致其房水的排出系统出现了障碍，会造成宝宝先天性青光眼。

## 3 婴幼儿型青光眼的治疗将怎么进行？

婴幼儿型青光眼发生越早，症状越重，其预后越差，其药物治疗疗效多不满意。故婴幼儿型青光眼应及早发现，一旦确诊应尽早手术。小梁切开术为首选的术式，主要适用于单纯小梁发育不良的患儿或者因为角膜混浊无法施行房角切开术的患儿。而在患儿角膜基本清亮透明时，可以进行房角切开术。房角或小梁切开术分别是从内面和外部切开发育不良或通透性不够的小梁网，房水经过正常的途径引流至静脉系统，在临床上较常用。而小梁切除术适用于比较重的患儿及晚期的患儿。对于巩膜静脉窦发育不良或继发萎缩的患儿比较适用。小梁切开联合小梁切除术，适用于合并角膜或虹膜发育不良的患儿，或者是进行单纯小梁切开术后失败的患儿。其手术成功率高，并发症少，能够减少因长期用药对全身或局部产生的不良反应。但是婴幼儿型青光眼往往患儿视力预后不佳。

## 4 先天性青光眼应如何预防?

对于先天性青光眼的预防要从以下几点入手。

(1)孕期检查:孕妇在怀孕期间进行定期的产前检查,有助于及时发现胎儿的眼部问题。要预防病毒感染。

(2)遗传咨询:如果家族中有先天性青光眼患者,可以在怀孕前寻求遗传咨询,男性的发病率明显高于女性,了解胎儿患病的风险。

(3)早期诊断和治疗:对于已经出生的孩子,家长要注意观察,如果发现孩子的眼球非常大,并且伴有畏光、流泪等现象,应该立即到医院进行详细的检查,来明确病因。对于一些年龄较大的儿童,如果自己说有看不清东西的情况,也需要引起重视,还有被诊断为屈光不正的患者,除了考虑弱视以外,还要检查眼底来排除青光眼。对于已经确诊患有先天性青光眼的患儿,尽早开始治疗至关重要。

总之,目前对于先天性青光眼的预防还不能做到百分之百的有效,故对于宝宝有些异常表现者一定要及时就医,以便可以早期诊断、早期治疗。

## 5 先天性青光眼要如何确诊?

先天性青光眼的检查可以从以下几方面着手。①眼科检查:眼科医生会对患儿的眼睛进行全面的检查,包括视力、眼压、角膜直径、眼轴、眼前段等。②眼底检查:通过眼底镜或光学相干断层扫描(OCT)检查视神经和视网膜的情况。③视野检查:通过视野计检查患儿的视野范围,判断是否有视野缺损。总之,对于就诊的患儿,眼科医生会对其进行细致全面的眼部检查,以便做到不漏诊、不误诊。

## 6 宝宝诊断为先天性青光眼，生活中要注意什么？

平时要注意生活规律，保持睡眠质量，衣领、裤带不宜过紧；注意用眼卫生，不要过度用眼，避免在暗室内长时间停留及阅读，保护眼睛。饮食要清淡，少食辛辣口味，多食蔬菜水果，多食纤维素类食物，保持大便通畅，控制饮水量，慎用会诱发青光眼发作的药物。长大后应戒烟，慎饮酒，可酌情饮用少量红葡萄酒。做过手术的患者出院后避免食用大补的食物，定期检查眼压、眼底和视野，以监测病情进展。

## 7 宝宝诊断为青光眼，最后的结局一定会视力不好甚至失明吗？

就目前的医学水平，一旦得了青光眼，还没有修复损伤的视神经的能力，所以青光眼是终身性疾病，只能控制病情的发展，无法彻底治愈。患者配合医生进行积极的治疗，目标是将眼压控制在安全范围内，尽量减缓视野缺损的程度，维持现有的视力。由于过去人们对青光眼认识不全面，治疗手段也不多，以至于一些青光眼患者最终失明。其实绝大多数青光眼通过药物及手术治疗可得到有效控制，长久保持有用的生活视力。而且先天性青光眼手术成功率高，并发症少，术后积极配合医生治疗，也有希望长时间保持良好的视力。

## 8 什么是青少年型青光眼？

青少年型青光眼是先天性青光眼的一种类型，是30岁以下发病而不引起眼球扩大的一种青光眼。该病的好发人群为高眼压者、高度近视者、有家族史者。其发病原因还不明确，发病与遗传有关，本病的形成与胚胎发育过程中，小梁的异常发育以及虹膜角膜角的分裂发育、分化异常有关，最终导致房水外流受阻。总的来说，遗传因素及环境因素共同参与其发病。一般其临床症状不明显，诊断也比较困难，因青年人的视乳头病理凹陷不典型，常较大但浅，容易被忽略。尤其伴有近视者，多数房角是开放的，无明显异常。但患儿在诱发因素下如不良生活习惯、情绪波动大等，可能会诱发青光眼的急性发作。视野改变、眼压波动和激发试验有助于该病的诊断。

## 9 青少年型青光眼怎么预防?

青少年型青光眼病因不明，主要与基因有关，目前还没有有效的预防方法，一般靠常规的预防措施进行预防。平时的预防措施包括以下几点。①坚持体育锻炼：体育锻炼能使血流加快，眼底淤血减少，房水循环畅通，眼压降低。②避免过劳：身体过度劳累后易使眼压波动。③保持愉快的情绪：生气、着急及精神受刺激，很容易使眼压升高，引起青光眼，所以平时要保持愉快的情绪。原发性青少年型青光眼早发现、早诊断、早治疗对于控制、改善症状，预防并发症极其重要，尤其对于高危人群，如高眼压、高度近视、视乳头水肿患者，要定期进行眼压筛查。对于有疑似原发性青少年型青光眼临床表现的患者，如溢泪、眼睑痉挛、畏光等症状，更应该及时就诊于眼科，辅助眼压检测、角膜直径检查等以明确诊断。对于出现以下症状的人群一定要及时就诊：①视力出现严重下降，伴眼痛、眼胀等不适。②注视明亮光源时周围有彩色光环。③除眼部症状外，还出现持续加重的头痛、恶心等不适。

（刘艳丽　苏　鸣）

“光明的偷盗者”青光眼

## (七)儿童晶状体疾病

### 1 什么是白内障？小孩子也会得白内障吗？

白内障是指晶状体的透明度降低或者颜色改变所导致的光学质量下降的退行性改变(见彩图 2-24)。按发病时间可分为先天性白内障和后天获得性白内障。

在出生前后或出生后一年内逐渐形成的先天遗传或发育障碍导致的白内障就是先天性白内障(见彩图 2-25)。这是一种常见的儿童眼病,是造成儿童失明和弱视的重要原因。新生儿先天性白内障的患病率为 0.05% 左右,可以是家族性的也可散发,可为单眼或双眼发病,有时伴有眼部或全身其他先天性异常。同时眼部钝挫伤、穿通伤也是儿童外伤性白内障的常见病因。还有一些患 1 型糖尿病的青少年,多为双眼发病,白内障发展迅速,可在短时间内发展为完全性白内障。患儿体内缺乏半乳糖-1-磷酸尿苷转移酶和半乳糖酶的话也会导致患儿在出生后数日或数周内发生白内障。如果家族中有患先天性白内障或可引起白内障发生的全身疾病,可在孩子出生后及早进行眼部检查,避免造成严重的视力损害。

## 2 白内障有什么表现?

得了白内障以后最明显也最重要的症状就是视力下降,晶状体周边部的轻度混浊可不影响视力,而在中央部的混浊,虽然可能范围较小,程度较轻,但可以严重影响视力。特别在强光下,瞳孔收缩,进入眼内的光线减少,此时的视力反而不如在弱光下。对比敏感度下降,在高空间频率上尤其明显。还有屈光改变,尤其是核性白内障,因晶状体核屈光指数的增加,造成晶状体屈光力增强,产生核性近视,这时患者出现近视或近视加深情况。有时也会出现单眼复视或多视,主要是由于晶状体内混浊或水隙形成,使晶状体各部分屈光力不均一,有类似棱镜的作用,产生了单眼复视或多视。还会有色觉改变及不同程度的视野缺损。因白内障发生位置、类型不同可能导致不同的临床表现。

## 3 导致孩子得先天性白内障的原因是什么?

先天性白内障病因可分为遗传因素、环境因素以及不明原因三大类。①遗传因素:约一半先天性白内障的发生与遗传相关,有3种不同的遗传方式,即常染色体显性遗传(autosomal dominant inheritance, AD)、常染色体隐性遗传(autosomal recessive inheritance,AR)和X连锁隐性遗传(X-linked recessive inheritance, XR),其中常染色体显性遗传型最多见,多数遗传性白内障为基因突变造成,少数由染色体异常或线粒体疾病造成。②环境因素:在母亲妊娠后前3个月,胎儿的晶状体囊膜尚未发育完全,不能抵御病毒的侵犯,此时期病毒感染可严重影响胎儿晶状体上皮细胞的生长发育,同时使晶状体代谢受干扰和破坏,蛋白合成异常致晶状体混浊,其中风疹病毒致胎儿白内障最常见。若妊娠两个月感染风疹,婴儿先天性白内障的发病率接近100%。此外还有水疸、单纯疱疹、麻疹、带状疱疹和流感等病毒感染也可导致先天性白内障。此外,早产儿、胎儿宫内缺氧等也可导致先天性白内障。③不明原因:多为散发病例,难以确定是遗传因素还是环境因素的影响。虽然先天性白内障病因多,但通过完善的孕期体检及出生后常规的眼部检查可以及早发现问题,使孩子得到及时的治疗。

## 4 为什么孩子眼睛被碰了就得了白内障?

在临床中,不只有老年性白内障、先天性白内障,还有多种因素可导致白内障的发生。眼球钝挫伤、穿通伤和爆炸伤等引起的晶状体混浊就是外伤性白内障,多见于儿童或年轻人,常常单眼发生。当晶状体受到钝挫伤后,其纤维和缝合的结构受到破坏,液体向着晶状体缝合间和板层流动,形成放射状混浊,可在伤后数小时或数周内发生;严重钝挫伤可致晶状体囊膜尤其是后囊膜破裂,房水进入晶状体内而致混浊。当囊膜破口小时,可形成局限混浊,有时混浊可部分吸收。当囊膜破口大时,晶状体可在短期内完全混浊。

如果不幸因眼部外伤导致白内障的发生,需专业医生对晶状体的混浊程度做出准确的评估。当晶状体局限混浊对视力影响不大时,可以随诊观察。当晶状体混浊明显而影响视力时,应当施行白内障摘除术。不仅眼部钝挫伤可导致白内障,眼部爆炸伤、眼球穿通伤也同样可导致白内障,给孩子视力造成严重损坏。有的孩子在上学、玩耍时因铅笔、剪刀等锐器造成外伤性白内障也不在少数,家长需注意使儿童远离危险的锐器,加强儿童的安全意识。

## 5 孩子因眼红经常点妥布霉素地塞米松滴眼液，怎么就得白内障了？

长期应用或接触对晶状体有毒性作用药物或化学物可导致晶状体混浊，容易引起晶状体混浊的药物包括糖皮质激素、缩瞳剂、氯丙嗪等，化学物包括苯及其化合物、氟、萘、金属等。而临床中常用的妥布霉素地塞米松滴眼液（如典必殊滴眼液）是含有激素的，需要在医生的专业指导下用药，针对不同疾病的用法、用量不同。还有像一些诊所的自配药水及一些所谓的“网红药水”均可能含有激素，如果不清楚药水成分，自行长期使用就会导致白内障的发生。此类白内障的发生是与用药量和时间有密切关系的，用药量大和时间久，发生白内障的可能性大。少数病例在停用糖皮质激素后，晶状体的改变可以逆转。所以对于必须使用糖皮质激素的患者，需注意眼部晶状体的变化。尤其对于使用糖皮质激素的儿童，需到医院就诊检查，遵医嘱用药，避免自行使用，以免引起不可逆的损害。

## 6 通过哪些表现可以早点发现孩子有白内障？

母亲妊娠期有风疹病毒感染史，孩子有早产史、缺氧病史，均可能导致孩子患先天性白内障，可在孩子出生后常规检查眼部情况，以便及早确定是否患先天性白内障，一旦确定后需定期复查视力及眼部晶体混浊情况。如果孩子是单眼白内障，可造成剥夺性弱视，破坏双眼立体视觉，表现为抓物不准、走路不稳、容易摔跤等情况。有的孩子可表现为“白瞳症”，就是在孩子的黑眼珠中央可看到白点。有的孩子表现为“眼球震颤”，就是孩子的眼睛不能固视，表现左右来回运动，也有的是上下往返运动。有的孩子会表现出一眼向外或向内偏斜，或者在阳光下闭单眼等情况。当孩子出现这些情况需及早到医院进行视力及眼部检查,早发现、及早采取针对性治疗。对于学龄前儿童,进行眼健康筛查是非常重要的,不是单单查视力那么简单,还需进行眼前节及眼底的详细检查。

## 7 小孩子得了白内障以后必须手术吗?

先天性白内障的治疗目标是恢复视力,减少弱视和失明的发生。先天性白内障的治疗不同于成人,手术时机相当重要,其对视力的影响比手术本身和术后光学矫正更为重要。对手术时机的把握必须权衡晶状体混浊对视力发育的影响与手术风险两方面的影响。一般对视力影响不大的白内障,不需要治疗,对伴有不明显影响视力的先天性白内障,应密切随访,并适时进行干预。药物性瞳孔散大作为一种辅助治疗或姑息治疗,有时会起到一定的作用。如果视力低于0.3时,可行手术摘除;单眼先天性白内障患者,由于竞争性抑制的原因,即使是较轻的白内障也可能会造成严重的弱视,特别对于视轴区大于3 mm的晶状体致密混浊,如果不治疗,必将导致剥夺性弱视。如果条件允许,建议确诊后尽快行白内障手术治疗。双侧致密性白内障手术可延长到出生后8~10周,但双眼先天性白内障手术时,同样因竞争性抑制的原因,两眼手术时间间隔应尽量缩短,以降低因两眼视差大而出现的双眼竞争所引起的弱视。

## 8 先天性白内障做了手术就好了吗?

先天性白内障手术后需要以治疗弱视和重建融合功能为主要目标,视力恢复主要就是通过屈光矫正和视功能训练。由于显微手术技术的发展和人工晶状体治疗的提高,人工晶体植入后严重并发症已很少,但需考虑婴幼儿的眼球发育情况,一般会在2岁左右施行人工晶状体植入手术。由于大部分儿童一期不植入人工晶状体,其术后最好的矫正方式就是配戴婴幼儿角膜接触镜,角膜接触镜适用于大多数单眼的无晶状体患儿,但是因经常取戴比较烦琐,容易发生角膜上皮损伤和感染。如果没有条件实现的患儿,也应配戴框架眼镜,眼镜简单,容易调整更换,但是眼镜造成的像差较大,视网膜成像质量不佳,不利于视力提升。

孩子植入人工晶状体以后或者配好眼镜以后,应及早进行相关弱视治疗,例如红光闪烁、视觉刺激训练。如果儿童依从性很差,对家长的教育也很重要。应当鼓励患儿多用眼,通过一些玩具、图画、平板等吸引孩子的兴趣,也是视功能训练的一种方法。

## 9 为什么做了白内障手术还会再有“白内障”?

白内障行超声乳化摘除术不是将混浊的晶状体全部吸除,而是吸除混浊的皮质和核,保留后囊膜,使人工晶状体置于囊袋内。白内障摘除术后持续存在的囊膜下晶状体上皮细胞可增生,形成埃尔施尼希(Elschnig)珍珠样小体,又称后发性白内障。临床上检查可发现晶状体后囊膜出现厚薄不均的机化组织和埃尔施尼希珍珠样小体,影响视力的程度与后囊膜混浊程度和厚度有关。白内障术后晶状体后囊膜混浊的3年以上发生率可达30%~50%。儿童时期白内障术后几乎均发生。所以儿童白内障一期手术时就将中央部分后囊膜撕除,但是有的患者不能一期进行此手术,术后需观察后发性白内障情况,当后发性白内障影响视力时,可用Nd:YAG激光将瞳孔区的晶状体后囊膜切开,术后局部使用糖皮质激素或非甾体抗炎药水,预防炎症发生。

## 10 晶状体脱位以后有什么表现?

正常情况下,晶状体由晶状体悬韧带悬挂于睫状体上,晶状体的前后轴与视轴几乎一致。如果晶状体悬韧带部分或全部破裂、缺损,可使悬挂力减弱,导致晶状体位置的异常。晶状体脱位可以分为晶状体全脱位和晶状体半脱位。晶状体全脱位是指晶状体悬韧带全部断裂。晶状体可脱位于前房内、玻璃体腔内,晶状体嵌于瞳孔区,晶状体脱位于眼球外等情况。当晶状体全脱位离开瞳孔区后,患眼的视力为无晶状体眼视力,同时前房加深,虹膜震颤。脱位早期,晶状体可随体位的改变而移动。可引起继发性青光眼、过敏性葡萄膜炎,表现为眼红、眼痛。晶状体半脱位时,在瞳孔区可见部分晶状体,散大瞳孔后可见部分晶状体赤道部,该区悬韧带断裂(见彩图 2-26)。出现的症状取决于晶状体移位的程度,如果晶状体的前后轴仍在视轴上,则仅出现由于悬韧带松弛、晶状体凸度增加而引起的晶状体性近视,临床中这部分患者的近视度数大,但是眼轴正常。晶状体半脱位后可产生单眼复视,一个像通过晶状体区形成,另一个像较小,为通过无晶状体区所见。

## 11 孩子眼睛也没受过伤怎么就晶状体脱位了?

由于先天因素、外伤或一些疾病使晶状体位置改变,就称为晶状体脱位。外伤性晶状体脱位有明确眼部挫伤史及眼外其他损伤。先天性晶状体脱位则是由于先天发育异常导致晶状体悬韧带部分或全部缺损离断,引起对晶状体的悬挂力量不平衡或丧失,从而导致晶状体离开正常生理位置的一种结缔组织疾病。先天性晶状体脱位多具有明显的遗传倾向。多见于一些遗传病,如马方综合征、球形晶状体-短矮畸形综合征(又称马切山尼综合征)和同型胱氨酸尿症等。还有眼内一些病变,如葡萄肿、牛眼或眼球扩张使悬韧带机械性拉长,以及眼内炎症,如睫状体炎也可使悬韧带变性,均可导致晶状体脱位或半脱位。如果发现孩子存在晶状体脱位情况，也没有明确眼部外伤史，则需进行详细的眼部检查及全身检查明确诊断，以免贻误病情。

## 12 晶状体脱位怎么治疗?

对于晶状体脱位的治疗主要分非手术治疗和手术治疗。对于晶状体尚透明，未引起严重并发症的晶状体不全脱位或玻璃体将脱位者可做密切随访。部分患者用凸透镜或角膜接触镜矫正，以获得部分有用视力；随着现代玻璃体视网膜显微手术技术的发展，晶状体脱位手术治疗的适应证范围日益扩大，脱位的晶状体发生溶解、混浊者，引起严重并发症者以及脱位于前房和瞳孔嵌顿的晶状体均需及时手术治疗。

## 13 先天性晶状体异常有哪些?

先天性晶状体异常包括晶状体形成的异常、形态异常、透明度异常和位置异常。它可发生于胚胎晶状体泡形成至出生的不同阶段，如先天性白内障、先天性晶状体脱位。如果在晶状体形成阶段发生异常，就会形成先天性无晶状体、晶状体形成不全等，先天性无晶状体多见于小眼球和发育不良的眼球。还有晶状体形态异常，包括球形晶状体、圆锥形晶状体、晶状体缺损、晶状体脐状缺陷。当发现这些晶状体异常时，无症状和无并发症一般不用治疗。如弱视，需积极治疗，提高视力。

## 14 “高度近视”的儿童与“球形晶状体”有什么关系?

高度近视一般是指屈光度超过-6.0D，眼轴长度超过 26 mm，而且高度近视的患者随年龄增长眼轴进行性变长，眼球后极部向后扩张，容易产生后巩膜葡萄肿，眼底也会出现脉络膜萎缩弧，黄斑区可出现漆裂纹、中心凹下出血、富克斯(Fuchs)斑及脉络膜新生血管改变。

球形晶状体又名小晶状体,多为双侧。晶状体呈球形,直径较小,前后径较长。由于晶状体悬韧带松弛,晶状体前移,容易导致瞳孔阻滞而发生闭角型青光眼。球形晶状体屈光力增大,可致高度近视。近视可达-16.0D 以上,但眼轴发育正常,眼底均呈非高度近视改变。此类患者常发生晶状体不全脱位,有时可发生全脱位。而且此类儿童往往伴随着全身发育异常,例如粗短指趾、手足呈锹样、短肢畸形、矮壮身材、头短方圆、颈短粗、胸廓宽大,X射线显示四肢骨骼发育迟缓。这类患者即称为球形晶状体-短矮畸形综合征。对于门诊中的高度近视患儿,需要眼球生物值测量及眼底等检查,通过详细的眼部检查排除是否存在"球形晶状体",结合全身体征排除发育性疾病,以免贻误治疗。

(李 伟 苏 鸣)

白内障是怎么形成的

## (八)眼底病

### 1 什么是病理性近视?

高度近视伴有巩膜、脉络膜、视网膜的退行性改变,称为病理性近视。简言之,如果高度近视患者发生眼底的器质性改变,就称为病理性近视。病理性近视的眼底改变主要包括豹纹状眼底、视网膜脉络膜萎缩、后巩膜葡萄肿、高度近视黄斑劈裂、高度近视脉络膜新生血管(choroidal neovascularization,CNV)等。这些特征性的眼底改变随着近视的加深、年龄的增加,会逐渐进展,不断加重,严重影响视功能(见彩图 2-27、彩图 2-28)。

## 2 什么是 Best 病?

Best 病,又称卵黄样黄斑营养不良,是一种遗传性疾病,多为常染色体显性遗传,青少年时期发病,也有在刚出生后不久或老年发病的报道,多累及双眼。Best 病临床上分为 5 期:①1 期,卵黄前期;②2 期,卵黄期;③3 期,假性积脓期;④4 期,卵黄破裂期;⑤5 期,瘢痕萎缩期。病程的早期可没有任何改变,卵黄期可见圆形或椭圆形的囊样病灶,内含鸡蛋黄样物质。囊肿破裂期时囊腔内鸡蛋黄样物质流出,晚期可在黄斑区形成萎缩瘢痕灶。

## 3 Best 病有哪些症状?

Best 病早期视力损害较轻,容易被忽视,随着病情的发展,可逐渐出现视力下降、中心暗点、视物变形。当处于卵黄破裂期和瘢痕萎缩期时视力严重减退。病变主要累及黄斑区,一般不会造成完全失明(图 2-1)。

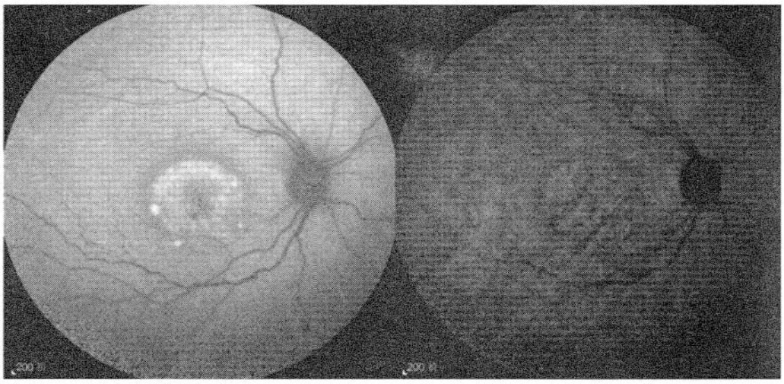

图 2-1　Best 病黄斑区及视盘周围自发荧光

## 4 什么是 Stargardt 病?

Stargardt 病,又称为眼底黄色斑点症、少年型黄斑营养不良,是一种常见的遗传性黄斑营养不良,最常见的致病原因是常染色体隐性遗传。患者常在儿童或青年时期发病,进行性中心视力下降,最终保持较低的周边视力。也有部分患者发病较晚,视力预后较早期发病者好(见彩图 2-29)。

## 5 Stargardt 病眼底有哪些表现?

Stargardt 病外观上无任何改变。眼底改变为位于视网膜色素上皮的多发性黄色病灶,黄斑部呈圆形或者椭圆形色素紊乱,检眼镜下呈金箔样反光。最典型的表现是双眼黄斑对称地呈"牛眼"样萎缩,如行眼底自发荧光成像可发现异常的高自发荧光。晚期黄斑萎缩,光学相干断层扫描(OCT)显示黄斑中心凹神经上皮变薄。

## 6 什么是原发性视网膜色素变性?

原发性视网膜色素变性是一组以进行性感光细胞和视网膜色素上皮细胞功能丧失为共同表现的遗传性视网膜变性疾病。主要表现为夜盲、慢性进行性视野缺失、眼底色素沉着和视网膜电流图异常。视力逐渐下降,伴有视神经萎缩,是致盲的主要眼底病之一(见彩图 2-30)。

## 7 原发性视网膜色素变性的临床表现有哪些?

原发性视网膜色素变性大都双眼发病,最典型的临床表现是夜盲。夜盲是本病最早的症状,一般从儿童或者青少年时期开始出现,进行性加重。视野逐渐缩小,呈环形视野缺损,进行性加重，后期发展成管状视野。色觉改变，多数患者童年时色觉正常，以后逐渐出现异常，典型为蓝色色盲，少见红色色盲。中心视力逐渐下降，由于黄斑萎缩逐渐加重，视神经萎缩，晚期中心视力障碍，最终失明。

## 8 原发性视网膜色素变性可以避免吗？

本病为遗传性疾病，其先辈多有近亲婚姻史，禁止近亲结婚可使本病减少约 22%。另外，本病患者应尽量避免与有本病家族史者结婚，更不能与也有本病的患者结婚。遗传咨询是目前预防本病的唯一可行手段。孕前进行基因检测，孕早期可以检测胎儿是否携带患病基因，以利于优生优育。

## 9 原发性视网膜色素变性如何治疗？

本病目前尚无有效治疗方法。在日常生活中可以服用维生素 A、牛磺酸或叶黄素，改善视神经、脉络膜、视网膜的血液循环，降低光毒性。可以配戴遮光眼镜，避免精神体力过度紧张。另外，要积极治疗本病的并发症，包括常见的白内障和黄斑水肿。一般经过治疗，视力都有相应的提高和改善。

## 10 什么是视网膜母细胞瘤？

视网膜母细胞瘤，起源于原始视网膜干细胞或视锥细胞前体细胞。是儿童最常见的眼内恶性肿瘤。占全部儿童期癌症的 4%。分为单眼或双眼患病，亚群分为散发或家族性。这种肿瘤出现在幼儿，经常在 1 岁前发生。双眼患病儿童通常在 12 个月时确诊，单眼患病儿童大约在 18 个月时确诊。该病无种族或性别差异。2/3 为单眼发病，1/3 为双眼发病。严重危害患儿的视功能及生命。视网膜母细胞瘤大多数表现为无痛性白瞳症或斜视形成。

经常由家人发现。儿童偶发继发性青光眼引起的疼痛，占患者的17%。很少有儿童主诉视力损失（见彩图2-31）。

## 11 视网膜母细胞瘤如何治疗?

视网膜母细胞瘤的处理复杂，激光光凝术、冷冻疗法、温热疗法和斑块放疗对于某些有条件的视网膜母细胞瘤的治疗是至关重要的。眼摘除术、静脉内化学减容术、动脉内化学疗法、外部放疗用于严重的视网膜母细胞瘤。外部放射通常作为最后的治疗选择，因其有多种不良反应，对于胚系突变儿童来说有迟发癌症的危险。晚期可应用眼摘除术，尤其是单眼肿物。全身静脉内化学减容术应用于双眼病例，伴有多发肿瘤。动脉内化学疗法可以作为一线疗法用于视网膜母细胞瘤，以及其他方法治疗失败后。在少数病例中，视网膜母细胞瘤可自行退化，临床特征为肿瘤在没有治疗干预的情况下完全消除。偶尔会导致眼球痨。视网膜母细胞瘤是高度恶性肿瘤，若不治疗则几乎100%死亡。

## 12 什么是永存原始玻璃体增生症?

永存原始玻璃体增生症（persis-tent fetal vasculature，PFV），是胚胎期原始玻璃体未退化而继续增生所致的一种玻璃体先天性异常，包括原始的晶状体组织、虹膜组织的残余等。永存原始玻璃体增生症常单眼发病，非遗传性。如双眼发病（约占10%），常合并全身疾患，并有遗传倾向。本病在出生时即出现。患儿的母亲怀孕期间通常无异常病史。家长通常是发现患儿“白瞳症”而就诊。如果未能及时发现，患儿会出现视力差、斜视、眼球震颤等表现（见彩图2-32）。

## 13 永存原始玻璃体增生症如何治疗?

主要采用手术治疗。及早手术，有可能获得好视力。治疗的目的包括屈光通路通畅，视力得以发育，并预防未治疗永存原始玻璃体增生症的并发症，如青光眼和视网膜脱离。角膜前缘或平坦部入路，晶状体摘除、晶状体后纤维膜切除术、玻璃体切除术均可采用。该病主要危害是损害视功能，严重者可导致视力丧失。术后需要应用无晶状体眼接触镜积极矫正治疗、弱视训练获得最佳视力。

## 14 什么是家族性渗出性视网膜病变？

家族性渗出性视网膜病变（familial exudative retinopathy，FEVR）是一种罕见的眼底先天性异常，遗传性周边视网膜血管化障碍，可继发新生血管、视网膜皱褶，并最终造成视网膜牵拉、脱离。新生儿双眼发病不对称，且临床表现差异较大。家族性渗出性视网膜病变临床表现差异较大，即使是同一家族内的个体也不尽相同（见彩图2-33）。如症状重的患者可致盲，而症状较轻的患者可视力良好。患儿常因视网膜脱离产生白瞳和斜视症状。本病以常染色体显性遗传为主要特点。

## 15 家族性渗出性视网膜病变如何治疗？

病变处于早期并静止，可以观察随访；对眼底周边视网膜无血管区及新生血管区进行视网膜激光光凝术，可以预防纤维血管膜增殖并发症的发生。预防性治疗一直存在争议，多数学者认为预防性治疗的标志是新生血管的出现，且在视网膜脱离前治疗的效果明显好于视网膜脱离后。发生视网膜脱离时，需行巩膜外加压/扣带手术或玻璃体切割手术治疗。家族性渗出性视网膜病变是终身疾病，新生血管、视网膜脱离及玻璃体积血等症状可发生于任何年龄。高危个体需做围产期筛查，并推荐将筛查持续至生后几年。

## 16 什么是 Coats 病?

Coats 病是先天性眼病，又称为外层渗出性视网膜病变，非遗传性视网膜病变，特点为单眼视网膜毛细血管扩张、渗出以及渗出性视网膜脱离，通常在青少年中发病(见彩图 2-34)。Coats 病通常发生在男性，一般是单眼发病。发病的平均年龄为 2~8 岁。毛细血管扩张的小动脉或小静脉导致视网膜下和视网膜内的液体和脂质渗出，最终导致渗出性视网膜脱离和视力丧失。症状包括无痛性视力丧失，尤其当疾病发生在较大年龄时。青少年患者经常患有斜视或黄变症。少数患者出现新生血管性青光眼和眼红、疼痛。

## 17 Coats 病怎么治疗?

激光光凝术或冷冻疗法常常用于封闭渗漏的血管。玻璃体腔内注射抗-VEGF 类药物的作用正在探索中。严重病例可行睫状体平坦部玻璃体切除术联合视网膜下放液术。视力预后差。治疗目的是使眼睛稳定，解决视网膜脱离和渗出，预防新生血管性青光眼和视力损失。一般不涉及全身疾病。然而，患有双眼 Coats 病时需要对全身综合征进行评估。

## 18 什么是 Leber 先天性黑矇?

Leber 先天性黑矇是一种严重的先天性视网膜营养失调，可同时累及视网膜视锥视杆细胞。患者视力通常低于 20/200。已确认有超过 14 个基因位点突变，且多为常染色体隐性遗传，罕见显性遗传。一般在 2~3 个月时出现眼球震颤。患儿出现低视力表现，部分患儿会自发性地揉戳眼睛(指眼反射)。瞳孔对光反射迟钝。眼底检查显示不同患儿间差异较大，检测部分患儿眼底未见明显病变。眼底病变包括视网膜脉络膜萎缩、黄斑区缺损、视网膜色素上皮(retinal pigment epithelium,RPE)层色素紊乱、钱币样色素异常及视网膜下斑点改变。常伴有视网膜血管变细及视乳头变白征象。可伴发白内障、圆锥角膜及斜视。

## 19 Leber 先天性黑矇如何治疗?

低视力评估及相关治疗。基因转导治疗:通过腺相关病毒(adeno-associated viral,AAV)载体编码技术将其转导入视网膜下的方法,对于部分 *RPE*65 基因位点突变的患者有一定效果。大多数患儿视力较差。未来基因治疗前景广阔。

## 20 什么是早产儿视网膜病变?

早产儿视网膜病变(retinopathy of prematurity,ROP)是一种早产儿或低体重出生婴儿的增殖性视网膜病变。早产儿视网膜血管发育不完全,出生后血管不能继续从视神经乳头(又称视盘)沿视网膜平面向前发展,血管移行停止,导致视网膜出现无血管区。早产儿视网膜血管对氧非常敏感,长时间吸氧使视网膜微环境氧浓度相对过高,视网膜血管内皮细胞受损,造成视网膜血管收缩或阻塞,加重视网膜缺氧。缺氧会诱导血管内皮生长因子产生,刺激视网膜新生血管形成,从而形成一系列病变,即为早产儿视网膜病变(见彩图 2-35)。

## 21 什么情况下要做早产儿视网膜病变筛查?

早产和出生体重低的孩子要做早产儿视网膜病变筛查。具体标准:①出生体重<2 000 g,或出生孕周<32 周的早产儿和低体重儿,要在规定时间内进行眼底病变筛查,并随诊直至周边视网膜血管化;②对患有严重疾病或有明确较长时间吸氧史,儿科医

生认为比较高危的患儿，也有必要筛查。

## 22 孩子多大时可以做早产儿视网膜病变的筛查？

必须注意早产儿视网膜病变首次筛查时间是在生后 4～6 周或矫正胎龄 31～32 周的时候。矫正胎龄就是孕周+出生后周龄。符合筛查指征的孩子一定不要拖延，避免造成不可挽回的损害。

## 23 早产儿视网膜病变应该从什么时间开始干预治疗？

确诊为早产儿视网膜病变且达到阈值病变程度，就必须在 72 小时内接受干预治疗，治疗要在有新生儿眼底病治疗条件的医院进行，否则要迅速转诊。

## 24 早产儿视网膜病变如何筛查？孩子会痛苦吗？

早产儿视网膜病变筛查时需要适当散大瞳孔，可使用间接检眼镜或广角眼底照相机筛查，检查无创，必要时滴用表面麻醉眼药水，宝宝不会痛苦，家长不必过度担心。

## 25 什么时候可以停止早产儿视网膜病变筛查？

早产儿视网膜病变筛查需按要求复查，直至看到孩子视网膜血管化（鼻侧已达锯齿缘，颞侧距锯齿缘 1 个视盘直径），或矫正胎龄满 45 周且无阈值前病变及阈值病变，或原有视网膜病变已经退行，此时才可以终止检查。

## 26 如何治疗早产儿视网膜病变？

早产儿视网膜病变的主要治疗原则：按时筛查眼底，符合治疗指征的尽早治疗，治疗方法主要包括玻璃体腔注射抗-VEGF 药物、眼底激光和手术。具体方法根据病变程度由医生决定。

## 27 早产的孩子后续还需要眼部检查吗?

早产的孩子,无论生后是否有早产儿视网膜病变,都应定期为孩子做眼部检查。因为早产孩子特别是曾经诊断和治疗过早产儿视网膜病变的孩子,弱视、近视、斜视的发生率都比足月的孩子高,所以提醒家长应定期为孩子做眼科检查。一般每3~6个月做1次,并根据医生建议做好孩子日常的用眼护眼。

## 28 什么是有髓神经纤维?

视神经周围的视网膜内出现有髓鞘纤维。临床上常见双侧性,位于视盘附近,呈银白色,甚至整个视盘均被包绕。白色斑片状髓磷脂沿视网膜神经纤维层分布,多见于单眼。该病可无症状,亦可合并高度轴性近视和受累眼弱视(见彩图2-36)。

## 29 有髓神经纤维如何治疗?

无症状有髓神经纤维无须治疗。如发生屈光参差性弱视,应及时治疗弱视。如果伴发重度弱视,有髓神经纤维预后不乐观。如果合并高度近视并有斜视病史,预后较差。

## 30 什么是星形细胞错构瘤?

星形细胞错构瘤是一种神经胶质类肿瘤,起源于视网膜神经纤维层。常与结节性硬化症(Bourneville 病)相关,但罕见单发个体或与神经纤维瘤病合并。本病被认为是先天性疾病,在幼儿期不易早期发现。患者通常合并无症状性的眼部病变。本病大多与结节性硬化症相关联,同时合并癫痫、精神发育迟缓及皮肤损伤。

## 31 星形细胞错构瘤如何治疗?

大多数星形细胞错构瘤无症状,不需要治疗。在少数病例中,某些肿物侵入引起出血、视网膜脱离或更不常见的新生血管性青光眼。视网膜脱离可以用激光光凝术治疗。进展性病灶需要采取一些措施,如手术切除、短程放射疗法;严重时有可能还需要眼摘除术。

(高丽芳　苏　鸣)

如何更好的预
防眼底病

# (九)眼外伤

## 1 外伤会造成哪些眼睛损伤?

眼外伤是视力损害的主要原因之一,尤其是单眼失明的首要原因。由于眼的位置暴露,眼外伤较常见,眼的结构精细特殊,即使轻微的擦伤,也可能会引起严重后果,眼外伤患者多为儿童或男性青壮年,瞬间伤害对患者的身心和生活质量造成严重影响。因此,对眼外伤的防治应引起重视。

眼损伤可分为物理损伤、化学损伤和生物损伤,从解剖部位分,可有眼睑、泪器、结膜、角巩膜、葡萄膜、晶状体、房角组织、玻璃体、视网膜、视神经、眼外肌、眼运动和感觉神经、眼眶等损伤。

大多数眼外伤是可以预防的，加强卫生安全的宣传教育，严格执行操作规章制度，完善防护措施，比如制止儿童玩弄危险玩具，阻止放鞭炮、射弹弓等危险活动，能有效减少眼外伤。

## 2 孩子磕碰到眼睛，眼部淤青如何处理？

眼部外伤造成皮肤下小血管破裂导致局部血液淤积，伴有浅表软组织损伤。首先应判断视力是否受影响，可让孩子看远处精细物体是否清晰，对比双眼视力是否一致，其次让孩子向各个方向转动眼球，确认有无眶壁骨折、眼球转动受限，若视力及转动都正常，如患儿身体素质较好，免疫力较强，轻微的肿胀及淤青，24 小时内冷敷，48 小时后热敷。通常 5 ~ 7 天即可吸收消退。如果患儿眼部受伤较重，伴有局部血肿，且自身愈合能力较差，通常需要 2 周左右甚至更长的时间恢复。患者应在受伤的前期（通常是 24 小时内）进行局部冷敷，同时口服或外用活血化瘀的药物，促进眼部血液循环。

## 3 家庭如何处理孩子眼睑裂伤？

眼睑及周边皮肤裂伤出血，禁止使用非洁净物品按压，防止造成二次污染，可先去除皮肤表面附着的异物，再用干净纱布或消毒过的物品等覆盖伤口。如果伤口位于眼睛附近的眶骨表面，可压迫伤口。若伤口位于眼球上，切勿压迫、挤压，立即就医。

## 4 受到撞击后眼睛出血怎么办？

眼部出血可能是眼部不同部位受到损伤，大致可分为 3 种情况。

（1）受到撞击后球结膜下毛细血管破裂，出现球结膜下的出血。小的出血表现为眼白处鲜红色，出血量大时表现为紫红色，可48小时内冷敷减少出血，之后可热敷促进血吸收，一般可自愈，无须药物治疗（见彩图2-37）。

（2）多为虹膜血管破裂引起的前房积血，微量出血仅是房水中出现红细胞，出血较多时，血液积于前房呈一水平面，前房积血多能自行吸收，但当积血量大或在吸收中再次出血（多在伤后2～3天后16%～20%会再次出血），可引起继发性青光眼。角膜内皮损害、高眼压和出血多会引起角膜血染，角膜基质呈棕黄色，中央盘状混浊，以后渐变为黄白色，往往在1年内才缓慢消退。

（3）睫状体、视网膜或脉络膜的血管损伤引起。少量出血，开始局限，而后散开。若介质混浊，应做B超检查，若合并视网膜或脉络膜脱离及玻璃体后脱离，需要手术治疗。若损伤波及黄斑，脉络膜破裂或视网膜脱离时，影响视力恢复。

## 5 角膜异物怎么办？

角膜异物是一种较常见的眼外伤，一般是由小昆虫、木屑、碎屑等进入角膜所致，主要临床表现为异物感、流泪、畏光等，严重者可造成视力下降。异物进入眼后禁止揉眼，避免加重角膜的损伤，可以通过反复眨眼，刺激泪液产生，尝试通过泪液的冲刷将异物排出。若无好转，请及时就医，取出异物，避免异物在眼内长期存留，造成眼内感染（见彩图2-38）。

## 6 外伤引起的泪小管断裂怎么处理？

泪小管断裂是眼外伤常见急症之一，通常是由眼部钝挫伤，如车祸伤、拳击伤等导致，也可由锐器伤，如刀、剪切割引起的泪小管的连续性中断，表现为溢泪，泪液无法沿正常途径流出而溢出，应尽早就医，及时手术，实行对位缝合。若不及时进行吻合修复，将会导致泪小管堵塞，甚至终身溢泪。提醒大家，眼睑内眦处皮肤损伤，要高度警惕是否合并泪小管断裂。

## 7 外伤后如何判断是否为眶壁骨折？

眼眶受外力作用发生骨折，临床上分为眼眶爆裂性骨折（单纯性眶壁骨折）和复合性眼眶骨折两大类。眼眶爆裂性骨折是指不累及眶缘而仅有眶壁发生骨折，复合性眼眶骨折是指眶缘和眶壁同时骨折。眼眶骨折可导致眼球内陷或移位、眼球运动障碍、复视、视功能障碍、眶下神经支配区感觉异常等。首先判断视力是否受影响、视物是否重影、眼球转动是否到位，结合 CT 可确诊。

## 8 眶壁骨折应如何治疗？

在急性期，根据外伤史、症状、体征，如怀疑眼眶骨折，应及时进行 CT 检查确诊眼眶骨折，伤后不同的时期，根据不同的症状，可以选择对应的手术治疗。开放性骨折须急诊手术缝合，单纯性眼眶骨折伤后，如果出现复视、眼球运动障碍、眼球凹陷时，外伤后 2 周左右是最佳治疗时机。手术是为了使嵌顿的组织进行复位，恢复眼眶形态和体积，改善眼球凹陷及复视症状。

## 9 被宠物伤及眼睛该如何处理？

单纯划伤皮肤立即使用清水或肥皂水清洁眼部周围的伤口，注意肥皂水避免入眼，使用 75% 酒精或碘伏进行皮肤消毒。较大裂伤应及时就医彻底清创，必要时缝合，尽早注射狂犬病免疫球蛋白。

## 10 角膜划伤如何处理?

角膜神经分布密集,神经末梢外露,较敏感,划伤后会出现明显眼部刺激症状,如眼痛、畏光、异物感、流泪,严重时可出现视力下降。浅层的划伤或者上皮的擦伤,使用抗炎以及营养角膜的药物处理,通常在2天左右症状可好转。若划伤深达基质层,愈合后可遗留角膜云翳或者斑翳等痕迹。若情况较严重,导致穿通伤,则需手术治疗。

## 11 为什么外伤后瞳孔会变形?如何治疗?

瞳孔位于虹膜中央,是由游离的虹膜边缘形成的圆形小孔。正常直径为2.5~4.0 mm,外伤后损伤眼部不同的结构可能引起瞳孔位置及形状的改变。①造成虹膜瞳孔缘及瞳孔括约肌断裂,出现不规则裂口或虹膜基质纵向裂口。②钝性外伤容易造成虹膜根部离断,一般不伴有眼球破裂。近离断方向的瞳孔缘变平直,虹膜根部有半月形缺损,瞳孔呈"D"字形,可出现单眼复视。若整个虹膜完全离断,称为外伤性无虹膜。③瞳孔括约肌受损,表现为外伤性瞳孔扩大。多为中度,瞳孔不圆,光反射迟钝。瞳孔缘或基质裂口无须特殊处理。虹膜根部离断伴有复视症状可行虹膜缝合术。外伤性瞳孔散大轻者可能恢复或部分可恢复,重者较难恢复。

## 12 为什么外伤后会形成白内障?

外伤性白内障是指眼的机械性(眼球钝挫伤、穿通伤、眼球内异物)或非机械性(电击伤和辐射伤)损伤引起眼的晶状体混浊。这一类白内障大多发生在青少年,由于伤情复杂,其形态特点亦各不相同,根据病因不同,临床上分为不同的种类。①挫伤性白内障:挫伤时外力可将虹膜瞳孔缘色素印在晶状体前囊表面,称为沃祖斯(Vossius)环,相应部位的晶体囊下出现环形混浊,如果此时不伴有晶状体实质混浊,一般不影响视力,严重挫伤可致晶状体囊膜破裂,房水进入晶状体而致混浊。有时可能合并有晶状体半脱位或脱位。②穿孔性白内障:眼球穿通伤同时使晶状体囊膜破裂,晶状体皮质与房水接触,即发生晶状体混浊。③放射性白内障:系中子、γ 射线、X 射线等导致,其中中子损害最大。初期后囊下出现数个混浊小点,皮质内有小空泡,然后小点状混浊形成环状混浊,渐次形成盘状混浊,向赤道及前面扩大至晶状体全部混浊。④电击性白内障:触高压电或雷击,有时可以在双眼发生白内障,其形态与挫伤性白内障类似。多数病例混浊静止不发展,也有病例发展迅速,在数周甚至数天内晶状体全部混浊(见彩图 2-39)。

## 13 外伤性白内障如何治疗?

轻度的外伤性白内障若无显著囊膜破裂、晶状体皮质溢出,且视力无明显影响,可先观察,若角膜或巩膜创伤较大,局部反应较重者,可先抗感染治疗,待炎症消退、出血吸收后再进行白内障手术。严重的外伤性白内障应手术治疗,手术的时机应根据晶状体的混浊程度、囊膜破裂程度及皮质是否溢出、角膜透明度以及眼部其他损伤程度综合分析,重点判断白内障摘除的急迫程度以及手术安全性。

若眼球穿通伤合并晶状体明显破裂及混浊,应尽可能在一期伤口修补时进行白内障摘除术,以免晶状体物质(蛋白)滞留前房而引起晶状体过敏性青光眼,或者晶状体吸收水分后膨胀,引起前房消失、高眼压。

## 14 外伤后视力下降的原因是什么?

眼外伤后视力下降的原因有很多种,比如中央角膜的损伤、巩膜的裂伤、前房大量出血、虹膜的炎症、外伤性白内障、外伤性青光眼、玻璃体混浊、视网膜脱离、视神经损伤等。其中最容易忽视的就是视神经损伤。明确病因以后需尽早对症治疗,以免延误治疗,影响愈后。

## 15 外伤后视网膜震荡如何处理?

视网膜震荡是因眼部钝挫伤或爆炸产生的冲击波作用于眼前部,压力经内容物传导至视网膜,视网膜受到挤压震荡而损伤。分为直达性与非直达性,直达性视网膜震荡是指钝力冲击于眼球侧方,在钝力直接作用相应处视网膜,见有圆形或放射状大片灰白色混浊。非直达性视网膜震荡是指钝力冲击眼球前段,压力波经球内间质传递,作用于后极部,导致黄斑水肿混浊。视网膜震荡程度较轻,视力正常或轻微减退。血视网膜屏障功能正常,眼底改变为一种血管性反应,一般数日到 3 个月左右可逐渐恢复。

## 16 外伤造成的晶状体脱位如何处理?

正常情况下,晶状体由悬韧带悬挂于睫状体上,位于瞳孔区的正后方,其前后轴与视轴方向几乎一致。先天、外伤或其他病变可引起悬韧带发育异常或断裂,从而导致悬韧带对晶状体悬挂力的减弱或消失,使晶状体离开正常的生理位置,称为晶状体异位或脱位(见彩图 2-40)。眼外伤,尤其眼球钝挫伤是引起晶状体脱位最常见的原因,对于严重影响视力,尤其是伴有白内障的患者,会引起明显复视、晶状体脱入前房以及各种类型的青光眼,保守治疗不能降低眼压者应进行手术治疗。晶状体异位或脱位的手术存在较大的风险，治疗上取决于患眼与对侧眼的视功能、晶状体脱位的范围及混浊程度、患者的年龄、相关并发症以及手术条件等。

## 17 外伤以后眼压为什么会增高?

眼压是眼球内容物作用于眼球壁的压力，眼压的高低主要取决于房水的生成速度、房水通过前房角处的阻力和上巩膜静脉压之间的平衡。绝大多数病例眼压升高是由于房水排出阻力增加，视神经和视野的改变取决于视神经轴索对损伤的抗力。眼球受到钝挫伤后，常常会发生眼压升高。首先钝挫伤可能引起虹膜及睫状体的炎症，睫状体的血管充血，生成的房水增多，并且房水内的蛋白质增高，使房水流出的阻力增加。其次房角后退本身可能不会导致眼压增加，但小梁网损伤房水外流受阻引起眼压增高。钝挫伤还可能引起前房积血，积血中的红细胞阻塞小梁网，阻碍房水外流，眼压升高。长期高眼压会导致角膜血染以及青光眼，因此治疗上需要尽快将眼压控制下来。晶体因素中，瞳孔阻滞、脱入玻璃体腔、外伤性白内障、晶体溶解等晶体脱位因素也易引发眼压升高。根据不同病因分为药物治疗和手术治疗两大类。应及时就医，尽早治疗。

## 18 外伤以后为什么会有眼压偏低?

引起低眼压的原因很多，主要是房水生成减少而排出通路正常，或房水生成量正常而引流过于通畅。外伤是产生低眼压常见的原因之一，如眼球穿通伤时，房水及玻璃体脱出，角膜伤口愈合不良，形成角膜瘘，以及眼球挫伤后，由于房水分泌受抑制和血管收缩不稳定等，严重外伤后可产生持续性低眼压，甚至导致失明。

## 19 不明液体误入小孩子眼睛了怎么办?

常见的不明液体(碱性洗发水、洁厕剂、厨房去油污剂等)入眼后,患儿会出现眼红、眼痛、流泪等症状。首先禁止揉眼睛,在尚未明确液体性质前,尽量避免使用滴眼液造成二次伤害。低浓度的酸性物质对眼部有刺激作用,当酸性物质的浓度过高时,可使蛋白质发生凝固变性与坏死,能在表面形成屏障,一定程度上减缓酸性物质继续向深部组织扩散。相对酸烧伤,碱烧伤要更为严重,因为碱性物质接触组织,与细胞膜的脂质发生皂化反应,溶解脂肪和蛋白质,破坏角膜上皮屏障,使碱性物质继续扩散渗透到深层组织,使细胞分解坏死。其次立即采取紧急处理措施,争分夺秒地在现场就地取材,用大量清水或其他水源反复冲洗,迅速稀释及冲刷有害物质,及时就医,根据病情的轻重及不同阶段予以相应治疗。

## 20 激光照射孩子眼睛会有什么危害?

激光对眼部损伤可分为显性和潜伏性两种,前者多由于意外事故引起,比如儿童不当使用激光笔或激光玩具,后者主要是缺乏必要的防护措施所致,激光对人眼的损伤机制较复杂,目前认为激光的破坏性效应有热效应、光压效应、电磁效应。可表现为角膜损伤、晶状体损伤、玻璃体损伤、视网膜损伤,严重时可造成黄斑部视网膜脉络膜严重损伤,中央视力明显减退,甚至失明。对于儿童,在日常学习及生活中,尽量避免购买及长期使用激光笔及玩具,采取切实可行的防护和安全措施以防止激光对眼的损伤。

## 21 眼部爆炸伤该如何处理?

燃放烟花爆竹导致眼部爆炸伤是一种比较严重的复合损伤。爆炸的冲击波及碎屑可能导致眼睑裂伤、热烧伤、眼表及眼内异物,严重可致眼球破裂等。单纯的眼表异物可用清水冲洗后就医,若病情严重者切勿用水冲洗眼睛,勿使用脏手触碰眼睛,应用干净的手帕或者无菌纱布把眼睛覆盖住,第一时间前往医院救治。

(武雪亚　苏　鸣)

眼眶有什么功能